H₂O 原水文化

全彩圖解

超前攔截 癌症止步

終結

消化道早期癌

☑食道 ☑胃 ☑腸
☑黏膜下腫瘤

北醫附醫內視鏡暨超音波室主任 **簡錫淵**／總策畫
臺北醫學大學醫學系名譽教授 **連吉時**／特別顧問
13位國內臨床消化內視鏡權威醫師／合著

作者群簡介

依撰稿章節先後排序

簡錫淵

- 臺北醫學大學附設醫院聯合檢查中心內視鏡暨超音波室主任
- 臺北醫學大學附設醫院內科部消化內科主治醫師

專長

食道、胃、腸早期癌診療
內視鏡切除術、內視鏡食道肌層切開術
內視鏡胃造口手術、內視鏡減重治療

許斯淵

- 臺中榮總重症醫學部主治醫師
- 臺中榮總一般內科、肝膽腸胃科主治醫師
- 臺中榮總實證決策管理委員會副執行祕書

專長

內視鏡黏膜下剝離術、經口內視鏡食道（賁門）括約肌切開術、雙（單）氣囊小腸鏡、內視鏡超音波檢查偕細針抽吸、診斷及治療性內視鏡逆行性膽胰管造影術、實證醫學及統合分析

葉人豪

- 義大大昌醫院胃腸肝膽科主治醫師

專長

胃腸道早期癌診斷、胃腸早期病變與息肉切除之內視鏡切除手術、胃食道逆流手術、一般胃腸肝膽疾病

葉秉威

- 臺安醫院胃腸肝膽科主治醫師
- 教育部部定講師
- 陽明大學醫學系兼任講師

專長

消化道早期癌及息肉內視鏡切除、胃食道逆流診斷及治療、食道壓力及酸鹼度阻抗檢測、無線食道酸鹼膠囊檢查、巴瑞特氏食道追蹤與治療、膠囊內視鏡檢查

李宗穎

- 部立雙和醫院消化內科主治醫師

專長

消化道腫瘤及早期癌的診斷與內視鏡手術治療。胃食道逆流、潰瘍性疾病及幽門桿菌治療。一般消化系統及肝膽疾病診療

王威迪

- 羅東聖母醫院門診主任
- 羅東聖母醫院肝膽腸胃內科主治醫師

專長

消化道腫瘤診治與全身性治療、胃腸瘜肉內視鏡切除術、消化道早期癌內視鏡手術（內視鏡黏膜切除術、內視鏡黏膜下剝離術）

卓庭毅

- 臺北市立萬芳醫院
  消化內科主治醫師

專長

一般內科 消化道疾病 早期消化道癌症（食道癌、胃癌及大腸癌）診斷兼治療、內視鏡黏膜下剝離術、內視鏡食道射頻燒灼術

林宛姿

- 臺中榮總內科部
  肝膽腸胃科主治醫師

專長

早期消化道癌症之診斷與內視鏡治療（內視鏡黏膜切除術、內視鏡黏膜下剝離術）

鄭以勤

- 臺安醫院
  胃腸肝膽科主治醫師

專長

消化道瘜肉腫瘤診斷與切除、發炎性腸道疾病、深部小腸鏡

胡炳任

- 部立雙和醫院
  消化內科主治醫師
- 教育部部定講師
- 馬偕醫學院醫學系兼任講師

專長

內視鏡超音波檢查併細針抽吸術、診斷及治療性內視鏡逆行性膽胰管造影術、單氣囊小腸鏡、大數據資料庫分析、統合分析

黃唯誠

- 土城立承診所專任醫師
- 臺北市立萬芳醫院
  消化內科兼任主治醫師

專長

一般內科及消化內科疾病、消化道內視鏡檢查、消化道早期癌症診斷、消化道黏膜下腫瘤

黃世斌

- 臺北市立萬芳醫院
  一般內科主治醫師
- 臺北市立萬芳醫院
  消化內科主治醫師

專長

上下消化道內視鏡及切片、瘜肉切除術、上下消化道內視鏡止血術

黃洸偉

- 北投健康管理醫院
  內視鏡中心主任

專長

胃食道逆流、消化性潰瘍、大腸癌預防、換水法大腸鏡、內視鏡消化道息肉切除、肝膽疾病

PART A 寫在前面

關於消化道早期癌，不能不知道的事！

CONTENTS

【診斷早期食道癌】

危險因子
比**症狀**更重要

1

CONTENTS

CONTENTS

CONTENTS

早期治療的前提
往往在於能早期發現

簡錫淵 臺北醫學大學附設醫院聯合檢查中心內視鏡暨超音波室主任、
臺北醫學大學附設醫院消化內科主治醫師

　　醫學知識與技術可以說是浩瀚無窮而且日新月異，關於診斷或治療的領域，更是需要長時間的養成才能達到精通。在如此廣博的醫學之下，幾乎沒有一位醫師說自己樣樣精通，更遑論還要熟悉每一種醫療技術或器材的操作。因此，有志之士通常會選定一個特定的領域做學習及研究，將該領域中的每一個環節盡可能了解徹底，期許自己在治療的同時，肩負起教育與研究的責任。

　　我升任主治醫師時，我的恩師連吉時教授指派我發展消化道早期癌症的診斷與治療，當時的時空背景，不只社會、甚至連醫界對這個領域都還相當陌生，相關的知識、技術尚未建立完整，即使民眾對於癌症「早期發現、早期治療」的口號知曉，實際情況下卻很難做到。因為那個時候對於「無症狀」健康篩檢的觀念相對薄弱，要「早期發現」談何容易。

後來，包含我等多位醫師有機會先後前往早期癌醫療較為先進的國家，將早期癌診斷與治療技術引進，時至今日，不僅預防醫學提倡，帶動了健康篩檢的風氣，國內也已經有足夠能力推展早期癌的診療了。其實，國內有一群專科醫師跟我一樣，專門投入消化道早期癌症的診療領域，有鑑於此，我邀請其中幾位與我一起成就這本書，期待透過解析早期癌診療的各種資訊，讓讀者了解多一點、離癌症遠一點，或在發現罹癌的當下，抓住可能根治的機會。

　　在從前的社會環境與醫療水準下，民眾只知道得癌症就是絕境，即使進行手術、化療、電療等積極治療，成效可能不如預期，要不然就是即使克服了癌症，往後人生也活在「等待復發」的焦慮與陰影下。過去，多數罹癌的人可能都曾經感嘆過「沒有早一點發現」，今日，內視鏡影像畫質的進步、健康檢查的盛行及醫療人員知識技術的進展，要達到「早期發現、微創治療」境界已非難事。

　　在消化系統裡，食道和胃腸黏膜經常地接觸外來食物，因而常被不好的成份誘發出細胞病變，繼而發展成癌症，常見的大腸癌、胃癌、食道癌都是從黏膜開始病變，然後向下侵犯黏膜下層，接著再更往下侵犯到淋巴、血管、肌肉。淋巴與血管就像四通八達的交通網路，一旦癌細胞「上了路」，就很容易擴散到全身。早期癌指的就是還待在黏膜層，還沒有能力擴散的階段。

　　在早期癌階段就超前攔截，是有很高的機會把癌症完整治癒的。這樣一來，不只能避免擴散的風險，也無須焦慮復發的可能性，徹徹底底從癌症的魔掌中逃脫。除此之外，消化道的早期癌症通常很適合使用內視鏡做微創治療，併發症相對低，術後沒有皮膚傷疤、恢復期短，且不需要切掉器官（胃、腸或食道）而能保有器官功能。可惜的是，目前坊間並無相關的衛教專書，民眾可以接觸的各種資訊，仍是以中晚癌症為主。

這本書乃針對目前國人常見十大癌症中、榜上有名的大腸癌、胃癌、食道癌等消化道癌症加以解析，並附加「黏膜下腫瘤」這個同樣需要被民眾了解的領域。有助讓讀者了解癌症的早期狀態與如何去診斷、去治療，更重要的是，在身體「毫無異樣」的情形下，如何知道自己是不是高危險族群，並針對不同族群與生活型態去提醒適合篩檢的時機與方式。

　　任何疾病要獲得治療，最重要的就是醫病合作，認識與了解疾病相關資訊，不僅有助於與專業醫療人員溝通，也能緩解對於「未知」的焦慮與不安。期待這本書能帶給需要的病人或家屬足夠資訊，並在了解自身情況的同時，理解醫療人員的協助或安排，進而更願意配合治療與追蹤、預防。最後，衷心感謝為這本書貢獻與指導的作者群、教授們與編輯們。

幫助讀者**超前部署**
預防最壞的情況發生

連吉時 臺北醫學大學醫學系名譽教授、
臺北市立萬芳醫院前院長

　　早期國內醫療環境不夠完善，讓一般民眾幾乎是「談癌色變」，一旦被診斷出癌症後，多數人是期盼能即時進行手術治療或化學療法等積極治療方式來處理。事實上，消化道的癌症依侵犯深淺程度可以分為進行癌和早期癌。進行癌的治療成效可能不如預期，主要因素是往後可能隨時復發或進一步轉移。早期癌則很有機會得到更好的治療效果。

　　過去，在早期癌階段就被確診的病人只占少數。隨著內視鏡影像畫質改善和檢查技術進步，加上民眾對健康促進的重視，積極接受各種健康檢查，確實提升消化道早期癌的診斷，也讓治療的方式多了一些可能性。時值新冠肺炎疫情期間，超前部署成為一個時髦的語詞，如果癌症能達到「超前阻絕，早期診斷，早期治療」，就能在最小傷害的前提下，維護病人的生活品質。超前部署完成消化道早期癌的各種處置，實為防癌最佳策略。

個人於一九八九年從日本九州大學獲得醫學博士學位後，回國服務於臺北醫學大學醫學系，並且於附屬醫院一邊從事臨床工作，一邊指導年輕的學弟學妹。本書的總策畫簡錫淵醫師與作者群等多位消化道專家作者，都曾經過筆者手把手直接傳授或間接指導內視鏡操作技巧。青出於藍，更勝於藍，曾幾何時個個都成為消化道內視鏡的中堅專科醫師。

　　這些專家憑著自己的醫學知識與技術為基礎，以簡單明瞭的文字、深入淺出地解說消化道早期癌的診斷與治療，尤其是微創治療，甚至從多重可能的致病因子著手，目的就是幫助讀者超前部署，預防最壞的情況發生。書中解說專業的文字淺顯，對於非醫療人員的一般民眾而言，實為一本優良的參考資料。

本篇章作者

>>> 簡錫淵

現役第一線的臨床醫師,為臺灣內視鏡醫學會指導老師、早期癌內視鏡切除術推薦醫師。長期專注於消化道早期癌領域,並帶領新生代醫師投入以內視鏡為介入方式的癌症防治工作。內視鏡診療年資15年、累積經驗約3萬多例。

現職
- 臺北醫學大學附設醫院聯合檢查中心
  內視鏡暨超音波室主任
- 臺北醫學大學附設醫院內科部
  消化內科主治醫師

專長
食道、胃、腸早期癌診療
內視鏡切除術、內視鏡食道肌層切開術
內視鏡胃造口手術、內視鏡減重治療

關於消化道早期癌，
不能不知道的事！

‧癌症不一定是絕症，早期治療可以痊癒？

‧胃鏡、腸鏡不僅能「看」，還能進行手術？

‧誰需要做胃腸鏡檢查、什麼時候需要做？

‧為什麼胃腸鏡檢查前，受檢者都要餓肚子？

‧無痛的胃鏡、腸鏡真的完全無痛感嗎？...

Q.1

什麼是消化器官？
人體消化道很重要嗎？

ANSWER

消化系統的器官是吸收外來營養素、供給組織細胞使用的重要介面，更是面對外來毒害物質的第一線。

透過消化作用的過程，食物才能被人體吸收與利用。消化器官存在的最主要目的，就是讓消化作用順利的進行。消化器官不是單一器官，而是「一群」器官，這群器官自成一個系統，是維持生理運作絕對必要的系統。

消化系統主要功能包括吃進食物及後續的運輸、儲藏、分解、吸收，將無法被身體利用的物質排出體外則是消化作用最後一個環節。消化系統也跟人體免疫、新陳代謝與神經內分泌系統串連成一個更龐大的系統，彼此相互協助，並肩作戰。

消化系統分為兩大組，一組是消化管（食道、胃、腸道），另一組是消化腺（肝臟、胰臟及膽道）。這個系統不斷地與外界的各種物質接觸，不只是對身體有益的營養物，也包含了大量外來且對人體有害的物質。

消化管是從口腔開始，延續到肛門的通道，其中的每一個器官，都擔負著重要的任務。食道的功能為運輸，將由口攝入的食物運送到胃部。胃主要負責儲藏與細化，胃的空間足以儲存一定份量的食物，並藉由消化液與厚實胃部肌肉將食團再細化，目的是讓送入小腸的食糜更有效地被分解與吸收。當食糜的營養素被小腸吸收完之後，剩餘的食物殘渣便會以液態形式（糞水）送入大腸。大腸功能是回收水份，使糞水變成糞塊並儲存在大腸，藉由腸道的收縮與擠壓，糞塊便能從肛門口排出。

消化腺由會分泌消化液的器官組成，消化液中還有酵素，能助消化作用一臂之力。肝臟是一個難懂的器官，功能非常多且複雜，對人體扮演極為重要的角色，其中包括消化功能。肝臟分泌出來的膽汁會儲存在膽囊，進食時，預存膽汁會排出來乳化食物中的油脂，此外，小腸吸收進來的營養物質，會經過肝臟做初步處理，才會進到循環全身的血管中，肝臟就像一個大型的過濾器，攔截不好的物

質，包括毒素及病菌。胰臟則會分泌「多功能」消化液，分解蛋白質、澱粉、脂質等主要營養素，此外，還會分泌胰島素，控制血液中糖份濃度的穩定。

消化系統的器官是吸收外來營養素、供給組織細胞使用的重要介面，更是面對外來毒害物質的第一線。好好照顧消化系統，可以讓身體更健康，持續毒害消化系統，所產生的危害是很可怕的。

消化系統

負責食物攝入、運輸、儲藏、分解、吸收與排出無法被人體使用的廢物

消化管
如食道 胃 小腸 大腸

由各器官連接起從口腔到肛門的通道

消化腺
如肝臟 膽囊 胰臟

由分泌消化液、輔助消化作用的器官組成

Q.2
為什麼只寫食道、胃、腸的癌症，其他消化器官不會得癌症嗎？

ANSWER

消化管黏膜長出來的早期癌症越來越普遍，在預防、篩檢、診斷、治療、追蹤，都有一個近似的邏輯可循。

癌症是指細胞不正常生長後，侵犯到身體正常組織所引起的疾病。幾乎每個器官都有得到癌症的可能，只是有些常見、有些罕見。常見的癌症就是指那些很常發生、罹病人數很多的，像是每年度都會統計的國人十大癌症排行榜。消化系統癌症也算是很常見的癌症，大腸癌、肝癌、胃癌、食道癌、胰臟癌等，都常發生在你我身邊，也是民眾聞之色變的癌症。

這本書是專講「消化管」黏膜長出來的早期癌症，所以只針對食道癌、胃癌、大腸癌做介紹。這三個癌症長期名列十大癌症排行榜，罹病人數眾多，而且越來越普遍。這三個癌症與「吃」關係都很大，此外，在預防、篩檢、診斷、治療、追蹤等方面，都有一個

近似的邏輯可循，所以特別針對這三個癌症的癌前病變及早期癌進行企畫，並將相關衛教資訊集結成冊，讓民眾更知道如何對這些癌症「敬而遠之」。

　　相對於消化管的早期癌，肝癌、胰臟癌或膽管癌等消化腺癌症，同屬赫赫有名的消化器官癌症，同樣奪走了很多人的生命。只是消化腺癌初期狀態通常不會稱為早期癌，這是因為消化腺癌症並非像消化管癌症以侵犯組織深度來判定，而是比較常使用腫瘤尺寸大小來形容（例如小型肝癌）。消化腺癌的早期發現及診斷絕大部份靠得是「超音波」、「電腦斷層掃描」等方式，其風險因子與預防保健的重點與消化管癌相去甚遠，這也是我與作者群將消化管癌（食道癌、胃癌、大腸癌）獨立成專書來介紹的原因之一。

消化管癌與消化腺癌的比較

項目 ＼ 種類	消化管癌	消化腺癌
病程判斷	侵犯深度	腫瘤大小
主要篩檢工具	內視鏡	超音波、電腦斷層
主要器官	食道、胃、腸	肝、膽、胰

Q.3
不是都說癌症就是絕症，早期治療真的可以痊癒嗎？

ANSWER

在癌症未隨淋巴管、血管擴散的時期，是很有機會透過局部切除的方式，將其完全清除、徹底根治的。

以所有疾病的通則而言，早期發現、早期治療是獲得良好療效的前提，特別是針對癌症而言，發現的時機點與開始治療的時機點，幾乎就決定了治療成效（預後）的好壞。

可想而知，當癌症已經多處轉移、蔓延到全身（第四期癌症），很多的治療方式（包括化學治療、放射線治療）結果恐怕都會不如預期，此時病患多半營養攝取狀況差，加上生理疼痛、心理憂鬱，能因為治療而多存活一點時間的病患仍屬少數。癌症末期才被診斷的病人，由於身體狀況已經很差，無法接受完整且積極的治療，這個階段安寧緩和療法是最主要的方式。

至於，早一點發現的癌症（第二期、第三期），就有機會進行積極的治療，包含手術、化學治療（化療）、放射線治療（放療），治療成效不等，由於第二期及第三期的癌症，很有機會或已經被證實經由淋巴管及血管擴散到局部區域或淋巴結，化療常常是必須的治療方法，但化療也無法保證能完整清除擴散出去的癌症，既使再加上很多目前新的療法（如免疫療法、標靶治療），完成治療後仍然存在復發的機率。

　　唯有在癌症很早期（第一期或癌前病變）尚未隨淋巴管、血管擴散的時期，才有機會將其完全清除、徹底根治。通常這種很早期、尚未擴散轉移的癌症，以局部切除的方式可以得到根除性的治療，某些情況下，即使不以切除的手法，改以電燒或消融的方式清除病變區域的組織及癌細胞，都能得到很好的效果。

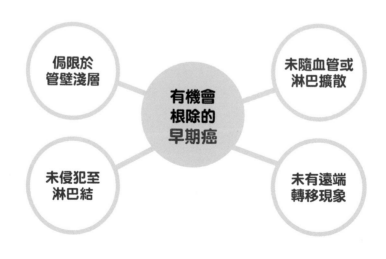

侷限於
管壁淺層

未隨血管或
淋巴擴散

有機會
根除的
早期癌

未侵犯至
淋巴結

未有遠端
轉移現象

Q.4
胃鏡、腸鏡不僅能「看」，還可以進行手術？

ANSWER

內視鏡手術屬於微創手術的一種，能讓病人有較高舒適度及較短恢復期，且術後通常可以保存器官與其功能。

內視鏡泛指放進病人體內、可用於觀察身體的設備，像是腹腔鏡、胸腔鏡、子宮鏡、膀胱鏡、輸尿管鏡、支氣管鏡等，都是屬於內視鏡的分支種類。多數人常聽到的胃鏡、腸鏡，也屬於內視鏡。

胃鏡檢查範圍涵蓋食道、胃及十二指腸的前半段。腸鏡又分為大腸鏡及小腸鏡，一般講的腸鏡指的多是大腸鏡，其檢查範圍包括盲腸、結腸、直腸。至於乙狀結腸鏡則是用軟式內視鏡檢查乙狀結腸及直腸，也就是下半段大腸，上半段的盲腸、升結腸、橫結腸、降結腸並沒有檢查，所以也有人把乙狀結腸鏡稱為「做一半的大腸鏡」，另外還有單純檢查直腸的硬式直腸鏡。

科技日新月異，醫學領域也不例外，其中當然包含內視鏡的應用。內視鏡是將管狀器械透過自然開孔放入病人體內，透過器械前端裝置的燈光打亮，醫師能以器械上的鏡頭進行觀察。在過去，內視鏡檢查的三個要素就是「將器械放入病人體內」、「將光源引進體內」及「視覺觀察」。

經過很多次的革新躍進，現在內視鏡鏡管做得很細、前端能做到極大彎曲角度、鏡頭視角也非常廣，加上成像技術從傳統光學底片變成電子式感光元件，將影像以訊號方式傳輸到大銀幕上，醫師及專業團隊能同時看到畫面，契合度更好，組織細節看得更清楚。

在高水準的內視鏡影像基礎上，醫師能夠執行越來越精細的操作動作，進而利用內視鏡搭配治療器械在身體內進行切割、電燒、閉合等高難度的動作。不論是經由口腔進入的胃鏡或經由肛門進入的腸鏡所進行的內視鏡切除治療，都不會在身體表面留下任何傷口，這是微創手術的一種。微創手術能讓病人獲得最大舒適度及最短恢復期，不但創傷最小，更能有很高的機會保存器官與維持其功能。

目前連癌症或腫瘤都能在不將身體剖開的狀況下完整切除並取出，至於止血、清除膽管結石、擴張狹窄處、營養造口、裂口閉合等，以內視鏡手術來進行已經是第一線標準思路。

◀ 胃腸鏡負責看這些地方 ▶

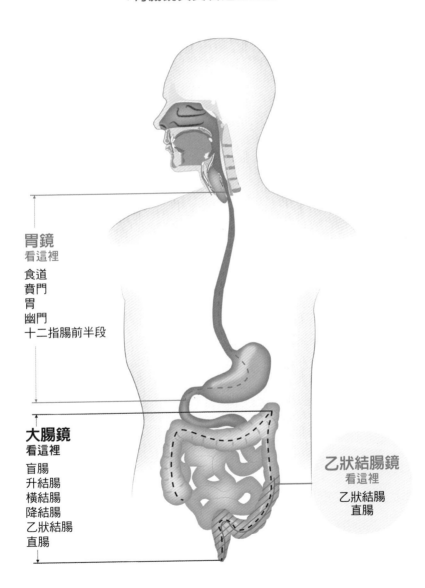

胃鏡
看這裡

食道
賁門
胃
幽門
十二指腸前半段

大腸鏡
看這裡

盲腸
升結腸
橫結腸
降結腸
乙狀結腸
直腸

乙狀結腸鏡
看這裡

乙狀結腸
直腸

Q.5
誰需要做胃腸鏡檢查？
什麼時候需要做呢？

ANSWER

以「預防醫學」為考量的話，建議將篩檢年齡降低，特別是那些有癌症家族史、生活習慣不佳、肥胖的人。

　　一般來說，發生消化系統的癌症，年紀以中年以上居多（約40至60歲），這樣的數據讓很多年輕族群掉以輕心，以為自己「還年輕」不用做健康檢查或內視鏡檢查，這其實是不對的觀念，因為很多疾病都有年輕化的趨勢，不是「只」出現在中老年族群身上，不論是糖尿病、高血壓、骨骼關節等疾病，讓人聞之色變的癌症，也有這種現象。

　　為什麼會越來越多疾病會有年輕化的現象呢？很多研究發現，環境因子及食物因子占有很大的影響力，此外，肥胖會增加癌症風險，不正常的作息、不忌口的飲食、少運動更是綜合性的危險因子，本書將對各類消化道癌症的風險因子做更詳細的整合與說明。

依循過去流行病學資料，通常把中年以上族群、有家族病史、有菸酒檳榔習慣的人，列為首要篩查對象，但這並不代表其他人可以完全排除在外。以疾病「預防」為主要考量的話，仍建議將篩檢年齡降低一些，特別是那些有家族癌症腫瘤病史、生活飲食習慣不佳、肥胖的人，以期在癌症發生初期或甚至是癌前病變的時期就能發現，目的是為了以最小的身體代價去清除癌症。

綜合各種考量，民眾不是等到有症狀了才來找醫師、做檢查，而是應該評估自己的潛在風險，在沒有症狀前，搶先一步做健康檢查，特別是那些有高風險的民眾。以消化系統的疾病而言，透過血液檢查、糞便檢查、腹部 X 光檢查、超音波檢查及胃腸鏡（內視鏡）檢查等，可以了解很大一部份的身體狀況，也是預防醫學很重要的環節。

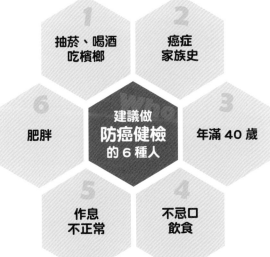

建議做
防癌健檢
的 6 種人

1 抽菸、喝酒
吃檳榔

2 癌症
家族史

3 年滿 40 歲

4 不忌口
飲食

5 作息
不正常

6 肥胖

胃腸鏡手術與
腹腔鏡手術的差別？

ANSWER

腹腔鏡手術是在腹部開小洞，將器械探入進行手術。胃腸鏡手術是經由口腔或肛門進入體內，以胃腸鏡做手術。

外科手術越來越進步，從傳統開腹手術到現在的腹腔鏡手術，逐漸走入微創手術的領域，由於傷口變小，修復期變短，術後併發症風險明顯降低。

要比腹腔鏡手術更微創的切除手術即是胃腸鏡手術，藉由胃鏡經口腔或腸鏡經肛門進入體內，以胃腸鏡的電刀將腫瘤、瘜肉或病灶切除，如此一來，肚皮上完全不會留有疤痕，器官的損失範圍通常能降到最低。

有很多原本致力於微創治療的外科醫師也紛紛投入胃腸鏡手術的領域，像是食道癌、胃癌、腸癌發現得夠早（早期癌階段），都

很有可能用胃腸鏡手術，將癌症完整地切除乾淨。在臺灣，胃腸鏡以消化內科執行例數最多，很多人投入胃腸鏡切除手術的領域，因此，可以發現不少執行胃腸鏡手術的消化內科醫師，和外科醫師一樣以切除的方式來治療癌症（早期癌）。

胃腸鏡手術有很多優點，但必須在癌症尚未有散播風險時，才能這麼做，如果癌症已經不是早期癌，而是有轉移到淋巴、血管或周邊器官的情況，那就不能用胃腸內視鏡來做治療，因為會切不乾淨（淋巴結在消化管外，無法透過胃腸內視鏡來進行清除），對於有轉移疑慮或局部散播風險的癌症，則適合採用腹腔鏡、胸腔鏡或傳統開腹手術。

不論哪一種形式的手術方式，各有其重要性及優點，彼此之間無法完全互相取代，醫師會依照病患的病況及諸多考量，與病人或家屬討論後，給予最適合的建議與選擇。

胃腸鏡手術 4 大特色　→　外觀皮膚 無傷口　→　修復期短〔住院時間短〕　→　切除病灶 同時 保有器官　→　術後維持 器官功能

Q.7
為什麼胃腸鏡檢查前
受檢者都要餓肚子？

ANSWER

消化道的病灶幾乎都是從黏膜開始發展，禁食的目的是要避免食物殘渣或糞便擋住內視鏡視野。

有經驗的人都知道，做胃鏡檢查或腸鏡檢查前，受檢者都必須禁食，有時候一餓就是好幾個小時。除了禁食，也要禁水，因為胃中若有太多的液體，容易在檢查或麻醉過程中提高吸入性肺炎的風險。

胃鏡檢查前，需要空腹六至八小時，沒有空腹的話，那麼做胃鏡檢查時，就會發現胃及十二指腸內有很多殘存的食物，這些食物會遮蔽胃鏡最主要的觀察目標——黏膜，一旦黏膜被擋住，那麼檢查等於是白做了，因為微小的病變被遮住，可能會錯過抓出早期胃癌、早期食道癌的機會。

大腸鏡檢查就更辛苦了，不僅術前要空腹數小時，還需要進行「清腸」的工作，也就是把腸子裡的東西徹底排乾淨。清腸是為了讓大腸黏膜不被糞便、糞水遮蔽。萬一被遮蔽了，很可能看不見早期癌的病灶或比較小的瘜肉。大腸鏡的前置準備工作，包括配合進行 2 至 3 天的「低渣飲食」，因為高渣或高纖維的食物，即使服用瀉藥，還是很難徹底被排出。

有研究發現，檢查前一天的低渣飲食是最為重要的。目前有廠商開發出低渣飲食代餐包，方便受檢者準備餐食或避免誤觸不適合的飲食，代餐包就像食物調理包那樣，用沖泡或隔水加熱就能使用。

第二個準備工作則是「檢查前的清腸瀉劑」，目前國內醫院或健檢中心使用的大多是新型的水狀瀉劑，比起傳統的藥丸型瀉劑，不僅效果好很多，也降低腹部絞痛的機率，把對生活的影響降到最低。水狀瀉劑有不同的成分、分量、口味，醫師會評估病人身體情況來選擇。

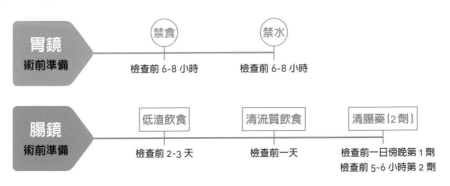

胃鏡 術前準備
禁食　檢查前 6-8 小時
禁水　檢查前 6-8 小時

腸鏡 術前準備
低渣飲食　檢查前 2-3 天
清流質飲食　檢查前一天
清腸藥（2 劑）　檢查前一日傍晚第 1 劑　檢查前 5-6 小時第 2 劑

Q.8
內視鏡檢查前要禁食，那慢性病的藥可以吃嗎？

ANSWER

由於內視鏡檢查可能會碰到需要當下切片或切除的狀況，停用抗凝血藥物可避免醫療處置後不易止血的風險。

最常碰到的就是「抗凝血劑」、「抗血小板製劑」要不要暫停服用的問題。這類藥物通常是用來預防血栓的，血栓會造成血管阻塞或血液不循環，引起致命性的併發症，例如腦血管血栓（腦中風）、心臟冠狀動脈血栓（心肌梗塞）或下肢血管血栓（靜脈曲張）。

有時候，進行牙齒方面的小手術時（如拔智齒），也可能需要暫停「抗凝血劑」、「抗血小板製劑」，因為這類藥物會讓身體止血功能變差，容易產生術後不易止血、容易流血的狀況，因此，手術前醫病間會需要討論術前到術後應該停藥多久。

　　同樣的情形在接受胃腸鏡檢查時也會遇到。因為在發現異常病灶時，很可能需要當下做切片或切除，若是受檢者有服用抗凝血劑或抗血小板製劑，術後出血的可能性就會提高。有時候，腸胃科醫師會要求受檢者於術前五至七天開始停用這些藥物，以便於安心處理檢查中發現的異常處，若是未停用這些藥物，在某些狀況下，醫師可能不會進行採檢切片或治療性的切除動作，目的在於避免術後出血的風險。

　　當然，並不是每個人都適合停用抗凝血劑或抗血小板製劑。一般來說，過去半年內曾發生過腦中風或心肌梗塞的病人，或開立藥物的主治醫師囑咐因應病情不建議停用時，對於是否停藥、停藥時機、停藥天數等議題，最好與藥品開立醫師及內視鏡檢查醫師詳細討論。此外，很多食品級健康補充品也都有利血（促進血液循環）的效果，例如銀杏萃取物、魚油萃取物，在做內視鏡檢查前都要讓醫師充分知情，以便討論是否停用。

內視鏡前
可能需要停用的
藥物

抗凝血劑

抗血小板製劑

利血保健品
ex.魚油萃取物、銀杏萃取物

point
1.一般建議術前 5-7 天開始停用
2.過去半年曾腦中風、心肌梗塞不宜停用
3.詳細方式應與開藥醫師充分討論

Q.9
無痛的胃鏡、腸鏡，
真的不會有感覺嗎？

ANSWER

無痛胃腸鏡通常是以靜脈麻醉的方式，使受檢者在睡眠狀態下做檢查，自然不會體會到檢查時的不適。

近十年來，臺灣的內視鏡檢查術超過一半以上都是在麻醉（無痛）狀態下執行的，由於大多數的檢查場合都會安排麻醉專科醫師在場執行麻醉，因此無痛內視鏡的安全性相當高。無痛內視鏡通常會透過靜脈給藥來完成麻醉，從點滴注射給予藥物是所謂的靜脈麻醉。

在麻醉之後，受檢者會暫時失去意識、逐漸進入睡眠狀態，不會感覺到內視鏡進行的過程，自然不會體會到檢查時的不適感，所以大部分人把這種內視鏡檢查稱為「無痛胃鏡」或「無痛大腸鏡」。標準一點的說法，應該要稱為「麻醉內視鏡術」，藉此表明麻醉醫療的參與。

　　若要接受「無痛（麻醉）內視鏡」檢查的話，須遵守的規範會比單純的清醒內視鏡檢查複雜，例如當日麻醉檢查後不能開車、騎車、操作精密儀器或做任何需要縝密判斷的工作。還有，基於病人安全考量，幾乎每一間醫院都會要求一位成年人陪同到院，與術後護送病人返家，若沒有陪同者，可能不予麻醉。再者，目前無痛內視鏡的麻醉費用健保尚未給付，必須以自費方式支付。

　　與一般內視鏡相同的是，無痛內視鏡若經現場執行醫師判斷，受檢者身體狀況不適合，內視鏡檢查是會被取消的。無痛胃腸鏡會格外針對麻醉風險做評估，像是有嚴重心肺功能障礙或經麻醉醫師判斷的重大隱憂等，就有可能因為麻醉風險太高而取消麻醉。總之，不論是清醒內視鏡或麻醉內視鏡，都必須由醫師評估風險程度，與病患討論後才執行。

本篇章作者

>>> 許斯淵

因為興趣而一頭栽入腸胃科這門領域，為國
內少數擁有腸胃專科和重症專科雙執照的醫
師，也致力實證醫學的鑽研和寫作，目前朝
向全方位的角色前進，未來期待結合進階內
視鏡技術和實證實務的臨床應用。

現職

- 臺中榮總內科部肝膽腸胃科主治醫師
- 臺中榮總重症醫學部主治醫師
- 臺中榮總一般內科主治醫師
- 臺中榮總實證決策管理委員會副執行祕書

專長

內視鏡黏膜下剝離術、經口內視鏡食道（賁
門）括約肌切開術、雙（單）氣囊小腸鏡、
內視鏡超音波檢查偕細針抽吸、診斷及治療
性內視鏡逆行性膽胰管造影術、實證醫學及
統合分析

1 我們與**癌的距離**其實不遠

臨床門診中，經常會遇到民眾拿著健康檢查的報告來求診。不一樣的病人，卻是類似的情況「醫生，我的癌指數偏高。」然後，停頓了一下繼續說「但是我生活作息正常、飲食習慣克制、不菸不酒，身體沒有任何異常，其他抽血結果一切正常，為什麼我的癌指數會偏高呢？」焦慮的神情溢於言表。焦慮的來源，是不是因為從未想過：原來，癌症跟我們的距離這麼近！

數十年來都蟬聯十大死因冠軍
原來癌症離我們這麼近！

　　世界上歷史最悠久、最受重視的著名醫學期刊《柳葉刀（The Lancet）》於 2017 年度統計，全球死亡率前 3 名分別為心血管疾病、惡性腫瘤、呼吸道疾病。而依據臺灣衛生福利部國民健康署統計資料顯示，2018 年度的國人十大死因中，惡性腫瘤、心臟疾病與肺炎高居主要死因的前 3 名。

每年有近 3 成的人是死於癌症

　　其中惡性腫瘤在該年度的死亡率為每 10 萬人口有 207 人，占全體死亡人數的 28.2%，比起第 2 名的心臟疾病、第 3 名的肺炎與第 4 名的腦血管疾病之總和（每 10 萬人口 197 人）還多。若從年齡層來分析，雖然因惡性腫瘤（癌症）而死亡的個案有 8 成 5 都集中在 55 歲以上之人口，但在 25 至 44 歲的青壯年人口中，惡性腫瘤仍高居第 1 位，占該年齡層所有死亡人數的 25%。相較於慢性疾病的追蹤與照顧，不論任何年齡層，癌症的保健與預防工作更是迫在眉睫。

　　自 1982 年起，癌症已經連續數十年稱霸國內十大死因之首，要是進一步分析 2018 年國人十大癌症的死亡率，肝膽胃腸相關的癌症就包含了一半，其中消化道癌症包含大腸直腸癌、胃癌及食道癌，分別位居第 3 名、第 7 名和第 9 名。當然，在各科門診常見的症狀，如喉頭異物感、吞嚥困難、上腹悶脹疼痛、糞便型態改變、下腹疼痛、血便、貧血、暈眩等，也都可能與上述消化道癌症有關聯，需要進行詳細的鑑別與診斷。無論如何，都得仰賴民眾的耐心配合和醫療人員的細心診治，才能達成早期發現、早期治療的目標。

◣ 2019 年國內十大癌症死亡率排名 ◢

氣管、支氣管和肺癌	TOP 1	氣管、支氣管和肺癌
肝和肝內膽管癌	TOP 2	**結腸、直腸和肛門癌**
結腸、直腸和肛門癌	TOP 3	女性乳癌
口腔癌	TOP 4	肝和肝內膽管癌
食道癌	TOP 5	胰臟癌
攝護腺癌	TOP 6	**胃癌**
胃癌	TOP 7	卵巢癌
胰臟癌	TOP 8	子宮頸癌
非何杰金氏淋巴瘤	TOP 9	非何杰金氏淋巴瘤
膀胱癌	TOP 10	白血病

消化道癌存活率，早期晚期差很大

即使醫療技術日新月異，但在最終診斷確立的那個當下，要如何告知病患本人和其家屬罹癌的事實，對身為醫療人員的我們而言，仍是備感壓力。不過，壞消息的告知，是良好醫病溝通的第一步，也是提高往後治療順從性重要的一步。

我的癌症是第幾期？

根據美國癌症協會（American Cancer Society）利用美國癌症登記資料庫 SEER（Surveillance, Epidemiology, and End Results）所做的簡易分類，於 2009 至 2015 年的大數據分析資料中，依腫瘤的侵襲程度區分，可以將癌症大致分為 ❶ 局部性（腫瘤只侷限在原發部位）、❷ 區域性（腫瘤有侵犯到鄰近結構或包含區域性淋巴結腫大）和 ❸ 遠端轉移（腫瘤轉移到遠端身體部位或器官）等期別。

我還可以活多久？

據實告知病況之後，最常聽到病患的問題是「我，還可以活多久？」以消化道常見的 3 個癌症為例，能明顯看出局部性、區域性和遠端轉移期的 5 年存活率差異甚大。大腸癌在局部性、區域性和遠端轉移期的 5 年存活率分別是 90%、71% 及 14%，胃癌則是 69%、31% 及 5%，食道癌（以鱗狀上皮癌和腺癌合併計算）則是 47%、25% 及 5%。雖然受限於研究設計和資料數據分析，這不是目前常用的癌症 1 至 4 期臨床分期或病理分期的準則，卻能明顯看出

「癌症分期處於越晚期，存活機會相對低」的說法。由此可見，若是把握癌症侷限於原發部位的關鍵時期，治療效果最佳，越晚就醫或延遲診斷，存活機會則相對低。

◀ 消化道腫瘤侵襲程度與 5 年存活率 ▶

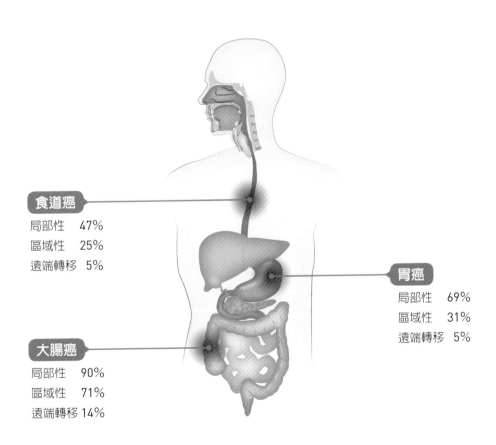

食道癌

局部性　47%
區域性　25%
遠端轉移　5%

胃癌

局部性　69%
區域性　31%
遠端轉移　5%

大腸癌

局部性　90%
區域性　71%
遠端轉移　14%

「癌」在迫降，人生是暫停還是停止？

早期消化道癌症可以根除

　　一般而言，診斷癌症細胞的型態，病理切片通常是必要的，但更重要的是確定癌症的分期，也就是臨床常用的 AJCC TNM 分期（1至 4 期）。確定癌症分期有助於擬定治療策略、評估癌症預後和追蹤治療成效，也是討論或研究病情時的客觀依據，更是向病人或其家屬解釋病情的重要依據。不同癌症會透過不同診斷工具來評估腫瘤的侵襲程度，如電腦斷層、核磁共振、正子斷層掃描等。

消化道器官的重要功能

　　食道、胃、大腸和直腸都是屬於人體消化道器官，消化作用開始於食道，終於直腸。食道是一個管狀結構，總長度約 25 至 35 公分，是咽喉和胃的連接管道，食道黏膜主要以和皮膚或口腔相近的鱗狀上皮細胞為主。當食物在口腔、經牙齒咀嚼，會在吞嚥動作後經過咽喉、上食道括約肌，進入食道，接著透過食道壁肌肉的蠕動作用，把食物推送至賁門，進入胃部。

　　胃部是一個囊狀構造。胃黏膜主要以具有分泌功能的柱狀上皮細胞為主，僅在與食道的交界處有小部分和鱗狀上皮交互重疊。胃的腺體細胞會分泌鹽酸、消化酶和激素，具有幫助食團在胃部短暫儲存、消化與屏障外來病原微生物的侵入等生理功能。胃會進行規律性蠕動，將食物由上而下（賁門→胃底部→胃體部→幽門部）推送至小腸。

　　小腸包含十二指腸、空腸和迴腸部，這裡是大部分食物進行消化和吸收的場所，且透過腸道蠕動，把食物殘渣推往大腸，在大腸會將剩下的水分與電解質吸取後形成糞便。

　　大腸是一個長度約 70 至 150 公分的管狀結構，大腸黏膜以能分泌許多黏液的柱狀上皮細胞為主，糞便會依序經過盲腸、升結腸、橫結腸、降結腸、乙狀結腸和直腸，並暫時儲存在直腸，等待最終排出肛門口。

◀ 食物是這樣消化的 ▶

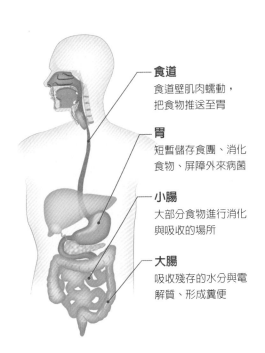

食道
食道壁肌肉蠕動，把食物推送至胃

胃
短暫儲存食團、消化食物、屏障外來病菌

小腸
大部分食物進行消化與吸收的場所

大腸
吸收殘存的水分與電解質、形成糞便

癌症分期是為了進行最適合的治療

面對來來去去的早期癌病患，有時，我會不由自主地想起亞當山德勒（Adam Richard Sandler）主演的電影《命運好好玩（Click）》，或許老天正在為這些人的人生按下暫停鍵，希望藉由早期癌症讓他們知道要好好關心自己，讓人生有重新開始的機會。只是多數病患一聽到自己罹癌，腦袋會像突然當機一樣，無法思考，甚至眼淚就不由自主地潸然而下，即使是被告知是「早期癌症」。聽到這，心中大概不免浮現出疑問「什麼是早期癌症？」「代表我有機會痊癒，像正常人一樣繼續活下去嗎？」……

重點 1・確認原發部位

首先要了解腫瘤在原發部位的位置、大小、型態，有無局部鄰近結構的侵犯或區域淋巴結腫大，接著要評估是否擴散到遠離原發腫瘤的其他身體位置或器官，綜合以上資訊才能進一步完成癌症分期。不諱言，常會聽到癌症或疑似罹癌的病人抱怨就醫時的諸多不方便，尤其是等待檢驗結果的過程有如熱鍋上的螞蟻般煎熬，但若無法在治療前詳細且準確地評估癌症分期，就無法做出最恰當的治療選擇，達成醫病雙贏的局面。

重點 2・確認侵犯深度

　　所有消化道胃壁腸壁均分為黏膜層、黏膜下層、肌肉層和漿膜層（或外膜層），以胃癌和大腸直腸癌為例，早期消化道癌症在醫療中的操作型定義，指的就是癌細胞只侵犯到黏膜或黏膜下層，不論是否同時有局部淋巴結腫大的情況。食道癌的早期癌症定義則專指癌細胞只侵犯到黏膜層。日本和世界多國的專家很早開始就專注於發展消化道內視鏡技術，目的就是希望能在尚未發生癌變或淋巴結腫大前就能檢查出病灶，並以進階內視鏡技術完整切除，避免癌細胞對生命造成更大威脅。

◀ 胃腸道黏膜分層示意圖 ▶

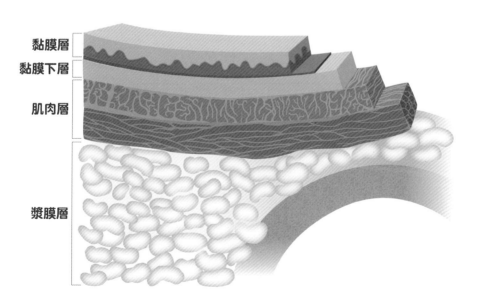

黏膜層
黏膜下層
肌肉層
漿膜層

抓出致癌的危險因子
我是消化道癌症候選人嗎？

　　學習醫學的辯症論證中有一句名言，也是影集〈怪醫豪斯（House M.D.）〉第一集就出現的臺詞「當你聽見馬蹄聲時，要先從最常見的普通馬想起，而不是想著斑馬（When you hear hoofbeats, think of horses, not zebras）。」意思是碰上症狀時，診斷疾病還是要優先從普遍常見的病開始推測。不過，若是能輔以特定危險因子或生活習慣，狀況就不一樣了。

食道癌 與「吃」關係最密切的癌症

　　當懷疑自己可能是食道癌，尤其是早期食道癌時，要優先檢視的是個人的生型態與習慣，不能單從症狀著手。食道癌常見的症狀包含漸進式吞嚥困難或疼痛、食物逆流或嘔吐、胸口灼熱、持續性聲音沙啞或咳嗽、不明原因的體重減輕等，只是當以上症狀出現時，經常是腫瘤已經壓迫食道或頸部淋巴結腫大壓迫神經，意味病情進展程度相對嚴重了。早期食道癌通常是沒有症狀或只有輕微表現，更需要綜合其他資訊來協助診斷。

食道癌依不同細胞型態，可以分成食道鱗狀上皮癌和食道腺癌，其中又以食道鱗狀上皮癌為大宗，兩者盛行率約為 9 比 1。食道鱗狀上皮癌以食道上段最常發生，食道腺癌則是以食道下段、食道與胃的交界處為好發部位。依不同細胞型態，可以分為不同的高風險族群。

亞非或東歐男性 vs. 英美澳或北歐男性

根據流行病學的研究，不論是食道鱗狀上皮癌還是食道腺癌，都是以男性患者居多，其年齡層又以 50 到 60 歲的民眾居多。根據統計結果顯示，不同細胞型態的食道癌罹病率，分布區域有所差異，食道鱗狀上皮癌常分布在所謂的亞洲食道癌帶狀分布區域，以土耳其、伊朗、哈薩克、中國為多數，食道腺癌則多發生在高緯度已開發國家，例如加拿大、美國、英國、法國、挪威等。

菸、酒和檳榔 vs. 肥胖和胃食道逆流

菸、酒和檳榔是和食道鱗狀上皮癌密切相關，也是臨床醫護人員判斷是否需要進一步篩檢的重要依據。根據研究顯示，上述三者彼此間很容易會有加乘罹癌的結果。食道腺癌的高風險因子是肥胖和胃食道逆流。目前醫學認為部分食道線癌是依循胃食道逆流、逆流性食道炎、巴瑞特氏食道（癌前病變）等過程，並產生細胞分化不良後才會進展到食道腺癌。若為巴瑞特氏食道合併高度分化不良的情況，每年有高達 7％會罹患食道腺癌。

熱飲和含亞硝酸鹽的醃漬食物

日常生活中，若是喜愛飲用高溫的熱飲熱湯（通常指超過攝氏 60 度），一般人覺得會燙舌刺喉的熱度，就會傷害食道黏膜。食道壁黏膜是非常脆弱的，耐熱度頂多攝氏 40 至 50 度，過熱的熱飲熱湯等會燙傷食道黏膜，造成發炎，要是一而再再而三破壞，使食道處於慢性發炎狀態，就很容易演變成癌症。此外，過量食用煙燻類、鹽醃類食物和含有亞硝酸鹽的加工肉品，也是容易刺激食道黏膜。根據研究，上述兩個飲食習慣會提升食道鱗狀上皮癌的風險。

腸胃知識➕

戒菸 5 年了，還是得食道癌？！

「醫生，我年輕時雖然不懂事，但都已經戒菸 5 年了，為什麼還是會得食道癌呢？」臨床上，常有民眾會這樣發問，覺得自己是不是戒菸反而罹癌。

根據醫學統合分析指出，食道鱗狀上皮癌的罹癌風險要戒菸時間超過 5 至 9 年後才會逐年下降，並且在戒菸超過 20 年後，才會和從未抽菸者相近。至於食道腺癌的話，戒菸即使超過 20 年，罹癌風險還是和從未戒過菸的人一樣，也就是說，一旦抽菸了，就無法排除罹癌的風險。

超前攔截，終結消化道早期癌

胃癌 症狀常與一般胃病混淆的癌症

魏先生，70 歲，平日身體硬朗、鮮少生病，常自豪健保卡很少用。近日因上腹常常悶脹不適而來腸胃科門診就醫。細問之下，才知道魏先生從年輕時就容易上腹脹氣伴隨打嗝，最近一次抽血檢查發現有輕微缺鐵性貧血現象。

顏女士，50 歲，酷愛韓劇和韓食，嗆辣醃漬韓式小菜，搭配韓式炸雞和啤酒是平日忙碌生活中的小確幸。近幾個月上腹容易悶痛且伴隨噁心，體重不明原因直直落，偶爾大便顏色看起來跟瀝青一樣黑，因而前來求診。

上述都是胃癌實際案例。魏先生雖然病兆接近 10 公分，但經評估屬早期胃癌，接受內視鏡黏膜下切除術後，目前追蹤兩年未復發。顏女士病兆靠近幽門部，雖術前評估屬於早期胃癌，但病理報告顯示為重度分化不良，因此接受半胃切除手術合併周圍淋巴結廓清術，目前術後追蹤兩年穩定。

根據統計資料顯示，國內胃癌好發年齡平均約 70 歲，又以男性病人居多，其細胞型態以胃腺癌為主。早期胃癌幾乎沒有症狀，即使有症狀也容易與一般胃病混淆，例如消化性潰瘍或胃食道逆流等，因此仍要參考個別的風險因子去評估。若有以下 3 個胃癌高風險因子就要特別留意。

菸癮：將近 70 種致癌物質

　　香菸始終是各種癌症的最愛。香菸的化學物質粗估有 7,000 種以上，具致癌性的將近 70 種。根據最新統合分析研究指出，抽菸可能導致各部位的胃癌，且除了發生率外，對相關死亡率亦具有負面影響，持續抽菸或每天抽菸支數大於 10 根以上的人，相對於從未抽菸的人，其風險更為上升。

不當飲食：紅肉、亞硝胺和黃麴毒素

　　造成胃癌的錯誤飲食包含油膩、紅肉、亞硝胺和黃麴毒素。亞硝胺大多存於煙燻或鹽醃的肉類中，啤酒與威士忌裡也含有少量的亞硝胺。此外，含有亞硝酸鹽的食物（如香腸、臘肉、培根、火腿、熱狗等），若直接以煎、炸、烤等方式烹調，也會引起亞硝胺的生成，若改以水煮或隔水加熱，則能大幅降低亞硝胺的生成。黃麴毒素常見於花生製品（如花生糖、花生醬、花生粉）、開心果、玉米等，加上黃麴毒素能耐高溫至 280° C 以上，故一般家庭烹調，甚至食品高溫加工製程都無法滅除。因此若發現食品有發霉、蟲咬或外觀異狀時，最好避免食用。

幽門桿菌：世衛明定的第一級致癌物

　　幽門螺旋桿菌是一隻難纏且傲嬌的細菌，它會附著在胃壁黏膜。自從 1984 年澳洲醫師馬歇爾證明幽門螺旋桿菌和急性胃炎的關係後，一系列的研究證明都顯示它對胃癌的致癌性。世界衛生組織也

將幽門桿菌列為第一級致癌物。大部分感染者無症狀或僅以慢性胃炎表現，只有約 10 至 15% 會進展成消化性潰瘍，只有小於 1% 的受感染者會進展為胃癌或低惡性度的黏膜相關淋巴組織淋巴瘤。

腸胃知識➕

全球胃癌發生率最高的國家是⋯韓國！

就韓國本土資料顯示，其胃癌好發最主要原因是幽門螺旋桿菌高盛行率和韓式飲食習慣。道地韓式料理以米飯為主食，搭配湯品和各類小菜而組成，其中使用大量的發酵食品，又以泡菜、醬油、大醬、辣椒醬等調味最具代表性。此外，韓式烤肉、拌飯、定食等料理，經常會將薄肉片佐以醬汁醃製後燒烤。只是上述過程，不僅鹽分含量高，調味也多半辛辣帶刺激性，加上以煎烤炸肉類為重、蔬菜攝取量少，都是韓國人胃癌好發的因素。

此外，共食的傳統是早期韓國幽門螺旋桿菌盛行率高的主因之一。一票人共食一鍋湯、一鍋拌飯，卻沒有公筷母匙的觀念。根據統計，1980 年代的韓國，幽門螺旋桿菌盛行率高達 80%，即使在 2011 年降至 54.4%，仍有半數以上人口普遍帶原。韓國政府甚至因此從 1999 年開始，推行全國胃癌篩檢計畫，只要年滿 40 歲，無論有無症狀均可接受 2 年 1 次的胃鏡篩檢，目的就是希望達到早期發現、早期治療的初衷。

大腸癌 發生率蟬聯榜首多年的癌症

對多數人而言，大腸瘜肉或大腸直腸癌並不是一個陌生的字眼，總能聯想到幾個熟悉的藝人或名人，甚至是自己身邊的親友。大腸直腸癌的發生率極高，已經蟬聯 10 多年的冠軍寶座。臨床上，從仍在服役的年輕人、退休的家庭主婦、政治人物的老婆，到耄耋之年的長輩等，都有遇過。如何預防、篩檢、診斷、治療大腸直腸癌，一直是全世界包含臺灣共同關注的議題。

糞便潛血篩檢，及早根除致癌瘜肉

藉由定期篩檢可以提早檢查出具有癌化可能性的大腸瘜肉或早期大腸直腸癌。大腸直腸癌好發年齡平均約 50 歲，男性居多，目前衛福部國健署提供 50 至 74 歲民眾，每 2 年 1 次免費的糞便潛血檢查。大腸直腸癌的種類以腺癌最為常見，幾乎所有的腺癌都是從無症狀性的大腸瘜肉開始，逐漸轉變為惡性腫瘤。大腸直腸癌的發生與生活習慣、飲食習慣、個人腫瘤史或家族史關係密切。

從飲食生活開始，遠離致癌物質

不良的生活習慣包括抽菸、喝酒和肥胖。菸本身因致癌物質多，是食道癌、胃癌和大腸直腸癌的共同致癌因子，根據研究可知，就大腸直腸癌相關死亡率而言，正在持續抽菸是風險最高的，通常需要戒菸超過 10 年以上，致癌風險才會開始下降。不當的飲食習慣又以多肉少蔬果、高油低纖的飲食模式為禍首，紅肉（如牛、豬、羊

肉等）由於脂肪含量較高，且易於高溫烹調後產生致癌物，導致大腸癌發生率提高。

遺傳不能改變，但可以提早做準備

個人或家族（一般為一等親內親屬）有大腸瘜肉、大腸直腸癌或家族遺傳性瘜肉症候群等病史，可能是大腸直腸癌高風險群。大腸直腸癌患者中有 75% 為偶發性，有 25% 可追溯至家族遺傳性，其中又以家族性腺瘤性息肉症和遺傳性非瘜肉性大腸直腸腫瘤症候群為主。此外，會造成慢性腸道發炎的發炎性腸道疾病（如潰瘍性大腸炎、克隆氏症）也是好發大腸癌的危險因子之一。

◀ 有效拉開與大腸癌的距離 ▶

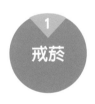

1 戒菸	2 戒酒	3 減重	4 高纖低脂 飲食
菸含有數千種有害物質，會導致各種癌症發生	罹癌或因癌症死亡人數約 5 至 6% 是因為酒精造成	肥胖易使體內處於慢性發炎狀態，因而提升癌症風險	均衡飲食尤其高纖維是預防大腸癌最佳武器

本篇章作者

>>> 葉人豪

「如果做著自己喜歡的工作是種幸運，那我想必積了幾輩子的福氣。」原本以為自己不愛動手，但自從訓練階段接觸到腸胃內視鏡，便深深著迷於微創診療的潛力與價值，並致力投入內視鏡領域。工作之餘持續進行相關領域的研究及論文發表，同時經營臉書專頁〈葉人豪醫師 Dr. Y〉分享內視鏡最新發展與知識，希望讓更多人因此受惠。

現職
■ 義大大昌醫院胃腸肝膽科主治醫師

專長
胃腸道早期癌診斷、胃腸早期病變與息肉切除之內視鏡切除手術、胃食道逆流手術、一般胃腸肝膽疾病

掃描追蹤、看更多

粉絲團　　部落格

2 消化道癌**篩檢利器**：**內視鏡**的運用

癌症的「早期發現、早期治療」暗藏一個前提，那就是病變要先能提早偵測，才能達到早期痊癒的目標。近年來，隨著內視鏡技術的發展，要早期偵測腸胃道癌症並非遙不可及。不過，篩檢還是要記住2個重要觀念，一是單次篩檢正常，未必能「終身保固」，二是就算發現異常，只要能積極處理，還是能大幅降低未來演變成侵襲性癌的風險。

哪些人需要做消化道癌症篩檢？
那些不該被忽略的健康警報

不可諱言的是，消化道早期癌多半沒有任何症狀，即使有出現不適，大多是其他腸胃道異常所引起，例如胃食道逆流、幽門桿菌、慢性胃炎或消化性潰瘍等。由於就醫方便、資訊發達，大部分民眾對於身體症狀有一定的警覺性，就算沒有去看醫生，仍會選擇以其他方式（如服用成藥）來緩解，但若出現以下症狀，強烈建議一定要至醫院檢查。

這些現象可能是健康拉警報

案例

張先生，約 50 歲，有著美滿幸福的家庭，也是老闆的左右手，正值人生中程的黃金時刻。在友人的建議下，他把內視鏡排入例行健康檢查的項目中。未料，檢查結果發現胃部疑似有早期癌變，大腸也有一處 2 公分的瘜肉，看完報告後，張先生頓時五雷轟頂。幸運的是，經醫師評估，張先生可使用體外無創的內視鏡手術完整切除病灶，術後也確認順利康復。重獲笑顏的張先生，自此逢人就講起他的故事「還好那時候我有……。」

上消化道症狀（食道、胃、十二指腸）

上消化道包含食道、胃、十二指腸等，其警訊包括吞嚥困難、胸口及心窩灼熱或嘔酸、胃部或上腹部疼痛、噁心嘔吐、黑色柏油狀便或血便、非刻意體重減輕（3 個月無故降 5% 以上），尤其症狀是新發生並持續數周至數月或持續惡化時，一定要盡早就醫。就臨床經驗而言，雖然詳細檢查之後，上述症狀絕大多數最終與癌症無關，但內視鏡檢查除了有助確認與診斷，也可能找出未來罹癌的危險因子，甚至是沉默的早期癌變。

下消化道症狀（大腸、直腸）

提到大腸直腸癌，必須先導正一個觀念。在過去，針對大腸直腸癌的衛教常聚焦症狀包括缺鐵性貧血、下腹痛、排便習慣改變（數周至數月間）、糞便變細或腹瀉、裡急後重、體重異常減輕，以上症狀確實是大腸直腸癌很重要的判斷依據。然而，引發這些症狀時，通常已經屬於較晚的期別了。相對來說，早期大腸癌包括癌前病變或 1 公分以上的大型瘜肉，都不會產生任何的症狀。但如果能夠提早處理、防患未然，就能夠避免未來的不幸。良好的篩檢應該聚焦在如何提早發現此類病灶。

我在門診時，常遇到民眾認為自己排便（型態與頻率等）一切如常，大腸癌就不可能找上門，這樣的觀念其實是錯誤的，會有這樣的迷思，根源有 2 個。其一是以為「有症狀才有問題」，然而大

腸瘜肉從無到有，到產生癌變甚至轉移，過程平均長達 10 年以上，而且在癌變、擴散之前，幾乎不會有任何特殊症狀。其次是很多坊間「便祕會形成宿便，導致毒素累積於體內，進而刺激大腸癌產生」的論點，也早被許多科學研究給推翻。

不是沒有直接症狀就安然無恙

就算身體沒有任何症狀，也不見得安然無恙，更不是做過一次內視鏡就終身保固。這樣說，並非要每個人都去做檢查，不過，針對某些可能的危險因子，消化道早期的篩檢是極為重要的，另外，像是生活習慣與嗜好、本身的疾病史與家族史等，都會影響篩檢時機的建議。

食道癌·喝酒易臉紅罹病率增 14 倍

在臺灣常見的為食道鱗狀上皮癌。有頭頸部癌症（口腔癌、鼻咽癌）是食道癌的高危險群，口腔癌併發食道癌機率高達 30%。罹患鱗狀上皮癌原因通常與生活習慣有關，例如菸、酒、檳榔與過熱食物都可能刺激食道黏膜，長期下來導致變性與異常變化，增加罹癌風險。特別是喝酒後容易臉紅的「紅臉族」，因酒精代謝能力較差，罹患食道癌風險比一般人多 14 倍。歐美地區常見的為食道腺癌，多與長型巴瑞特氏食道有關。由於臺灣巴瑞特氏食道發生比例低，且幾乎為短型（病灶 3 公分以下），故食道腺癌也較為罕見。

小酌就臉紅的酒精不耐症

喝酒（少量）就會臉紅的現象，可以初步判斷有酒精不耐症，準確度有 8 至 9 成。其實，不論是臉紅或發酒瘋（神智不清）、宿醉、酒疹等，都是體內無法及時代謝乙醛所導致的。酒類飲品含有乙醇，乙醇會透過去氫酶（ADH）代謝成乙醛，再由乙醛脫氫酶（ALDH2）代謝成醋酸。

由於基因缺損的關係，臺灣人約有 5 成缺乏乙醛脫氫酶活性，以致無法快速清除乙醛，乙醛為世界衛生組織所認定的一級致癌物，在體內過量累積就容易誘發慢性發炎、病變，甚至癌症，因此一般建議有酒精不耐症的人，最好滴酒不沾，即使沒有酒精不耐症也要克制飲酒（男性每天不超過 20 克酒精，女性每天不超過 10 克酒精）。

◀ 肝臟是這樣解酒的 ▶

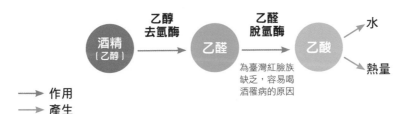

胃癌・9 成是幽門桿菌感染導致

　　與幽門桿菌慢性感染有關的胃癌高達 90%，由於胃部黏膜慢性發炎而逐漸萎縮，產生萎縮性胃炎、腸上皮化生（像腸道的胃黏膜型態），進而造成癌變機率增加。此外，一等親（父母、兄弟姐妹、子女）有胃癌病史，本身罹患胃癌的機率可達常人的 2 到 10 倍。少數胃癌患者則是本身帶有致病基因，約 30 至 40 歲就發病，病程往往較急速，這是目前醫療技術不易在早期攔截到的胃癌類型。

大腸癌・9 成由大腸瘜肉癌變而產生

　　並非所有大腸瘜肉都會演變為大腸癌，只有腺瘤性瘜肉或鋸齒狀腺瘤才會有惡性變化。一個瘜肉從出現、增大到產生癌變，至少需要 5 到 10 年。因此，移除瘜肉大幅減少未來的大腸癌發生。一般建議 50 歲以上要定期接受大腸鏡或糞便潛血檢查。另以下 4 種狀況請盡量提早篩檢：

■ 糞便潛血檢查陽性，最好盡早於 3 個月內做內視鏡。根據統計，潛血陽性者約 50 ％有腺瘤性瘜肉、5 ％有大腸癌。

■ 有缺鐵性貧血、下腹痛、排便習慣改變（數周至數月間）、糞便變細或腹瀉、裡急後重、體重異常減輕等症狀，特別是血便。

■ 一等親內（如父母、兄弟姐妹、子女）有大腸癌，及一等親屬有多於 3 處瘜肉或有 1 公分以上的腺瘤性瘜肉，建議提早於 40 歲開始接受篩檢。

■ 家族中多人 50 歲前罹癌（常見但不限於大腸癌、子宮內膜癌等），可自費篩檢林區症候群（Lynch syndrome），此病可能在較輕的年紀即產生許多不同類型的癌症，亦可做為健康管理之依據。

腸胃知識＋

什麼是家族性腺瘤性瘜肉症？

家族性腺瘤性瘜肉症（縮寫為 FAP）為 1 種由於第 5 對染色體的 APC 基因突變而造成的多發性瘜肉症，其患者的大腸會產生數以百計的腺瘤性瘜肉，同時在胃部與小腸也可能有類似的變化。值得一提的是，雖然十二指腸癌在臨床相當少見，目前篩檢的證據極少，但若確診有家族性腺瘤性瘜肉症，最好同時注意十二指腸的病變。

家族性腺瘤性瘜肉症的疾病表現，通常比家族史帶來的影響更明顯。加上瘜肉數量極多且多從年輕時就會發病，幾乎所有患者在 40 歲之前都會產生大腸直腸癌。及早篩檢並確診家族性腺瘤性瘜肉症的患者，一般建議藉由預防性大腸切除手術來避免大腸癌的發生。情況許可下，醫師會盡可能留下直腸，維持由肛門排便的身體功能，針對直腸段的瘜肉，則可透過專家以大腸鏡方式追蹤與切除，達到減少癌變與維持生活品質的目的。

照胃鏡、照腸鏡不是全是醫生的事！

醫病合作才有高品質篩檢

　　腸胃等消化器官的早期癌防治，必須結合相關因子的改善，及高品質的內視鏡篩檢，才能達到最好的效果。更重要的是，內視鏡不僅可以看，還能進行醫療處置，許多早期病變甚至透過腸胃內視鏡手術而治癒，效果不遜於外科手術，說是「無創手術」也不為過。

什麼是消化道內視鏡？

　　內視鏡泛指經過各種管道探入人體，以觀察內部器官、組織等狀況的醫療器材，部分內視鏡除了觀察外，同時具備治療的功能。腸胃科最常使用的是上消化道內視鏡（胃鏡），檢查範圍從食道到十二指腸前半部，另外還有下消化道內視鏡（大腸鏡），檢查範圍以大腸與直腸為主。這 2 種內視鏡都可以無痛（舒眠）方式進行。

上消化道內視鏡（胃鏡）

　　上消化道內視鏡俗稱「胃鏡」，主要能觀察食道、胃部及十二指腸前半部。根據統計，臺灣每年約執行 100 萬人次的胃鏡檢查。

至於「什麼時候要該開始做定期的胃鏡檢查呢？」目前僅日本和韓國有明確建議，日韓皆建議 40 歲以上就要定期接受胃鏡篩檢，推測此時間點主要是依據疾病的發展，因為食道癌與胃癌通常好發於 50 歲之後，提早 10 年開始篩檢，利於在早期抓到病灶。

雖然國內做胃鏡檢查依規定有健保給付，但僅限於有相關症狀的人。加上內視鏡檢查仍屬於侵入性檢查，且醫療資源有限，若為了早期發現、早期治療而建議所有人都從年輕就開始定期檢查並不實際。臨床上，通常是 40 歲以上、合併明顯症狀或危險因子，醫師才會於就診時評估有無進一步照胃鏡的必要性。其他民眾則可以考慮自費接受內視鏡篩檢。

下消化道內視鏡（大腸鏡）

目前臺灣每年約執行超過 40 萬例的大腸鏡檢查。臨床上，需要做大腸鏡的患者通常包括有血便、排便習慣改變、不明原因體重減輕及糞便潛血檢查陽性者。依檢查部位不同可分為僅需於檢查前灌腸、可觀察左側大腸的乙狀結腸鏡，及事前需先進行低渣飲食並搭配使用瀉劑的全大腸鏡。全大腸鏡是從肛門探入，由最外側的直腸一路進到大腸盡頭（盲腸）。當確認大腸鏡已經到頭，真正的檢查才開始。檢查醫師會由內而外檢視每處黏膜是否有異常，包括發炎、潰瘍、瘜肉及腫瘤等，若有必要也會安排切片檢查或瘜肉切除。

有些人會認為做全大腸鏡檢查才算完整，乙狀結腸鏡檢查只是「做半套」，這並非正確的觀念。乙狀結腸鏡由於準備過程簡便且快速、對生活影響低，是評估痔瘡出血相當好用的工具。另外，針對大腸瘜肉的篩檢，有些國家也將乙狀結腸鏡列為第一線評估，待乙狀結腸鏡有發現瘜肉，才安排全大腸檢查。不過，假如是糞便潛血陽性，全大腸鏡是較為理想的檢查方式。

◀ 全大腸鏡 vs. 乙狀結腸鏡 ▶

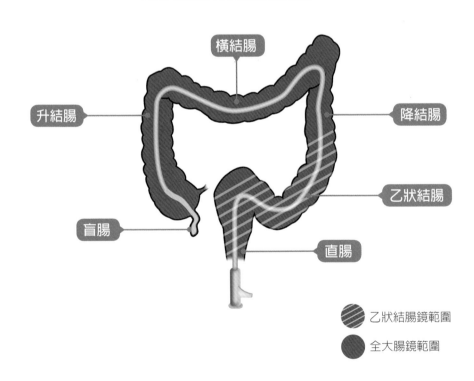

横結腸

升結腸

降結腸

乙狀結腸

盲腸

直腸

乙狀結腸鏡範圍

全大腸鏡範圍

麻醉內視鏡（無痛內視鏡、舒眠內視鏡）

臺灣有許多內視鏡單位都有提供麻醉內視鏡（或稱無痛內視鏡、舒眠內視鏡）檢查。麻醉大腸鏡檢查會增加大腸穿孔的疑慮，最主要原因仍是由於器械與操作技術的差異，若由訓練有素的醫護人員、按照標準程序操作與執行，麻醉胃腸鏡是相當安全的。過去由於只有少數大腸鏡難以完成的患者才會接受麻醉檢查，自然會反映在併發症的發生率上。近年來，器械與操作技術持續進步，麻醉胃鏡更加普及，更新的研究數據顯示，麻醉檢查的穿孔率與一般檢查無顯著差異。

一般而言，麻醉內視鏡最大的好處，是可以讓醫師和受檢者在較為從容的狀況下檢查，不需因顧慮受檢者的不適而匆促完成，尤其胃鏡會誘發嘔吐反射、喉頭有明顯異物感，或打空氣造成的脹氣問題。然而目前並沒有研究證實麻醉的內視鏡檢查一定看得比較清楚。因此麻醉與否，還是要考量受檢者本身健康狀況與意願再決定。

看得更清楚的術前準備

不論是上消化道內視鏡，還是下消化道內視鏡，一定需要專科醫師來執行。不過，可不是靠醫生就可以，有良好的醫病合作，才能讓內視鏡的視野更好，才能擁有高品質的篩檢結果。簡單來說，胃鏡檢查前需要禁食，大腸鏡檢查前則必須配合飲食調整與清腸。

胃鏡禁食

原則上，胃鏡檢查前要空腹至少 8 至 12 個小時，尤其腸胃蠕動慢的族群（以罹患糖尿病、巴金森氏症或久病臥床等為多）更是如此。一般會建議上午要做檢查的人，要於前一晚的 12 點過後開始禁食。下午要做檢查的人則於當天早餐過後開始（早餐需於檢查前 8 小時食用完畢），原則上，包括各種流質飲料，抽菸、檳榔、口香糖和控制血糖藥物都算禁食項目。降血壓或其他必需藥物，則可在檢查當天清晨搭配一小口白開水服用，但仍要依檢查單位指示為主。禁食前一餐盡可能以清淡、流質、易消化的食物為主。在胃鏡檢查當日報到後，檢查單位會請病人服用少量由消泡劑 simethicone 調製的藥水，以避免胃裡過多的泡沫影響觀察。

隔日上午要做檢查的人，
前一晚 12 點過後開始 禁食禁水

| 檢查日前一晚 | 檢查日上午 | 檢查日下午 |

當日下午要做檢查的人，
早餐需於檢查前 8 小時食用完畢
之後開始 禁食禁水

腸鏡清腸

　　至於，大腸鏡最重要的準備工作就是「清腸」，清腸就是把大腸裡的糞便清乾淨。要有好的清腸效果，需要持續 1 至 3 天的低渣飲食，並確實服用瀉劑與充足飲水。低渣飲食的原則為「減少大魚大肉，避免青菜水果」，盡量不攝取食物中的纖維質。一般來說，老年人、住院患者、有腹部手術史或過去曾有清腸不佳者，更需要加強衛教合併調整瀉劑使用，才能提升清腸效果。良好的清腸是高品質大腸鏡的先決條件。根據統計，若清腸不佳、糞便殘留過多，會擋住腸壁或擋住鏡頭通過的道路，導致多達 20% 病變因此被遮蓋，不僅影響觀察結果，也會延長檢查時間。

◀ 我清的腸是不是白忙一場？ ▶

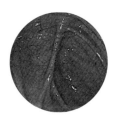 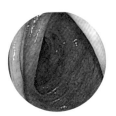 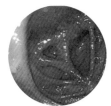 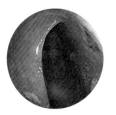

優良（excellent）	良好（good）	尚可（fair）	不佳（poor）
幾乎沒有殘留液體與渣滓	僅有少量清澈液體殘留	有些無法完全清除的半固體渣滓，可能會影響觀察	有固體及多量的半固體渣滓，會明顯影響觀察

※ 資料來源：國民健康署

胃腸裡的壞東西要怎麼看？
醫生的透視眼──消化道內視鏡

要有高品質的內視鏡篩檢效果，事前準備極為重要，這部分需要醫病合作才能達成。由醫護告知事前需準備或配合的各個項目，病人則要盡可能遵循醫囑辦理，其中包括是否要麻醉、飲食（或藥物）調整、飲用消泡藥水（胃鏡）與確實的清腸（大腸鏡）工作等。除此之外，在正式檢查前，為減少胃腸道蠕動或收縮，便於觀察病灶與減緩病人不適，多半會注射天仙子胺（hyoscyamine）。惟當患者有心跳過快、氣喘、排尿困難或青光眼等疾病需要小心使用或停用。

胃鏡要觀察哪些地方？

不論是針對上消化道或下消化道，篩檢內視鏡的主要目的是發現需要追蹤處理的早期病變，故檢查過程程力求詳細完整。胃鏡的正式名稱叫上消化道內視鏡（EGD），理想的胃鏡篩檢除了要對食道、胃部及十二指腸前段做觀察外，還需搭配一些具體的措施，以提高病灶檢出率。

食道

食道鱗狀上皮病變於普通白光內視鏡下，只呈現輕微的色澤變化，非常難以觀察。進行篩檢時，醫師會視實際情況與需求，搭配切換窄頻影像或以碘液染色，來增加檢出率。在胃與食道交界處更要特別注意不規則突起的局部病灶，這往往是黏膜發炎或早期的腺癌。另外上端食道（距離門齒約 16 至 20 公分處）常為內視鏡觀察的死角，醫師通常會特別留心。

◀ **不同內視鏡下的食道早期癌** ▶

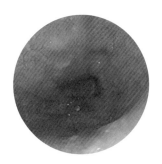 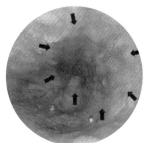 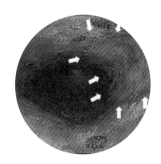

以白光內視鏡觀察，由於正常黏膜與異常黏膜難以區分，病灶辨認不易，很容易被忽略

在切換為窄頻影像後，就能明顯看出早期癌的病灶呈現褐色（黑箭頭處）

用碘液染色，病灶會因無法被染上而呈現粉色，和周圍形成對比而更清晰（白箭頭處）

※ 圖片來源：葉人豪、王文瑜

胃

　　最重要是評估有無幽門桿菌胃炎及可能形成胃癌的萎縮變化、腸上皮化生。無發炎的胃部在胃角處會有規則排列的樹枝狀微血管，若觀察到此現象，幾乎可排除幽門桿菌感染。反之，若胃竇部胃壁顏色明顯比胃體部白、變得斑駁，甚至皺褶消失，即代表有萎縮現象或多發性凹陷的腸上皮化生，以上均需要考慮測定幽門螺旋桿菌，並以胃癌高危險群進一步詳細檢查。發現早期胃癌最困難之處，在於許多病灶只呈現輕微的輪廓或色澤改變。提高檢出率的祕訣在於將胃部沖洗乾淨，避免多餘的黏液和泡沫影響觀察，並採用所謂系統性觀察法（systematic screening of the stomach）來減少死角。

◀ 胃鏡觀察示意圖 ▶

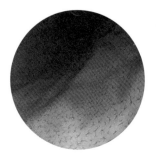

正常胃黏膜的微血管，規則排列

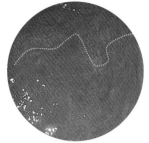

慢性幽門桿菌胃炎合併萎縮，部分黏膜顯白而斑駁

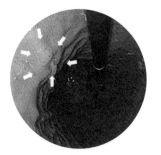

透過內視鏡發現胃部 0.8cm 的早期癌

※ 圖片來源：葉人豪

十二指腸

　　當胃鏡通過幽門，即到達小腸的最前端 十二指腸。十二指腸由近端至遠端分為 4 個部分，然而胃鏡對於十二指腸的觀察一般只能涵蓋的球部（第 1 部分）與第 2 部分（包括膽胰管開口的壺腹、乳突等）。一般十二指腸常見的病灶包括潰瘍、瘜肉或黏膜下病灶（如水瘤）。所謂壺腹為膽汁與胰液匯集到小腸的出口處，有時也會發生癌變。相對於胃部與大腸，十二指腸癌與壺腹癌的預後較差，二者症狀皆可能有上腹痛、明顯嘔吐與體重減輕、黑便、膽胰管出口狹窄造成阻塞性黃疸等。即使十二指腸的癌症難以早期發現、早期處理，但透過胃鏡檢查還是可能觀察到壺腹處的明顯突起與瘜肉。若經切片為壺腹的癌前病變，有機會利用體外無創的內視鏡手術予以切除，避免後續轉變為進行性癌。

◀ 十二指腸位置示意圖 ▶

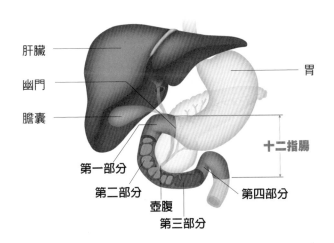

肝臟
幽門
膽囊
胃
十二指腸
第一部分
第二部分
壺腹
第三部分
第四部分

大腸鏡要觀察哪些地方？

大腸鏡正式名稱為下消化道內視鏡。大腸由肛門往內依序是直腸、乙狀結腸、降結腸、橫結腸、升結腸和盲腸，這些都是全大腸鏡檢查範圍。大腸鏡檢查是用類似胃鏡的軟管由肛門探入來檢查。同樣的，大腸鏡檢查必須確認插至最深處的盲腸，並嚴格執行由盲腸拉出至肛門時間達 6 分鐘以上，以達到最佳的瘜肉偵測。

從最深處向外檢查

大腸鏡由肛門進入後，會先進到深處盲腸（闌尾）再緩退觀察，確認過闌尾及通往小腸的迴盲瓣（分隔大腸和小腸的括約肌）內側後才能開始緩退，並特別留意有黏液處，目的是避免遺漏右側大腸最惡名昭彰的鋸齒狀腺瘤（表面常有黏液覆蓋形成保護色，而被誤認為正常黏膜）。此外，在直腸接近肛門處則會反轉內視鏡以觀察肛門內側的病灶。

照大腸鏡需要多久時間？

就臨床經驗而言，即使是清腸十分乾淨、充氣良好且沒有瘜肉的大腸，計入沖洗吸去黏液泡沫、徹底照到每個皺褶，至少需 10 至 15 分鐘，特別是從最深處盲腸向外拉出檢查的時間，至少要 6 分鐘，才符合國際品質指標的建議。由於右側大腸（盲腸與升結腸部分）死角較多，目前有越來越多研究會建議在右側大腸盡可能要做 2 次的觀察，以提高瘜肉偵測率。

◀ 大腸鏡觀察照片與說明 ▶

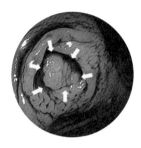

圖中白色箭頭所指為闌尾內的腺瘤性瘜肉

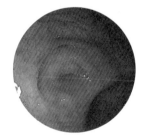

此為透過大腸鏡觀察盲腸深處的近照，其中間凹陷處為闌尾

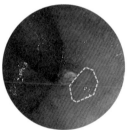

透過大腸鏡反轉觀察，看到肛門內側旁的瘜肉（黃色虛線內）

※ 圖片來源：葉人豪

發現可疑病灶時的處理方式

　　消化道早期癌的治療效果是很好的，確認病灶範圍，對於近一步的內視鏡治療計畫，有關鍵性的參考價值。所以，一旦發現可疑的病灶，通常都會以最高標準來應對，以期在達到最好的偵測效果前提下，讓患者獲得最適合的後續治療或追蹤。

不同距離攝影，全貌細節都看到

在做腸胃鏡的過程中，若有發現可疑的病灶時，為求謹慎，醫師通常會拍攝遠、中、近等不同距離的照片。遠照是為了顯示病灶在器官中的相對位置（病灶長在哪裡），中照則是要知道病灶的全貌，近照則是為了看到病灶的局部細節。這種不同距離的攝影，在胃部特別重要，因為有些病灶的外觀在服用藥物之後會暫時改善，導致後續追蹤不易辨認。

放大內視鏡，病灶再小也抓得到

在情況許可之下，切片前會先針對疑似早期癌或癌前病變的地方，進行放大內視鏡的觀察，最主要的目的是判斷病灶是否屬於癌變，並判斷切片檢查的目標。有些病灶處於癌化初期的階段，可能僅有其中一小部分產生癌變，使用放大內視鏡觀察，可以顯著提升診斷率。在食道裡與大腸裡，放大內視鏡還能協助判斷早期癌的深度，並初步確認是否適合以內視鏡切除（病灶較淺）或需要改進行外科手術（病灶較深）。

食道與胃做切片，腸道瘜肉直接切

在胃與食道的可疑病灶需要切片做病理診斷。所謂切片就是以器械夾取病灶表面的組織後，提供給病理醫師判讀。不過，大腸早期癌病灶若可以藉由內視鏡切除，則不需要事先切片，因為大腸早期癌的癌變區可能在瘜肉深處，切片只能取病灶表面組織，不一定

抓得到，而且切片造成的疤痕容易干擾後續內視鏡切除手術的進行。與其切片，不如完整切除瘜肉後，再來做詳細的病理評估。

病理診斷與後續追蹤

若首次切片顯示為良性病灶，但臨床上仍有懷疑或像潰瘍病灶初期嚴重發炎導致病理判讀困難，通常會先以藥物治療後 1 至 3 個月，再轉由內視鏡治療專家做評估。若已經確認為早期癌或癌前病變，在擬定治療方針前，必要時會追加電腦斷層攝影（CT）或內視鏡超音波等輔助檢查，確認臨床上沒有明顯的深部侵犯或轉移，再進行內視鏡手術，以確保治療的效果。

腸胃知識➕

什麼是內視鏡超音波？

內視鏡超音波是內視鏡與超音波結合為一的檢查。主要可以幫助腸胃道黏膜深層的腫瘤診斷，以及近距離評估治療膽胰的疾病，和胃腸內視鏡有相輔相成的效果。

針對腸胃道的早期癌症，內視鏡超音波最大的用途並非是在偵測，而是在確認病灶之後，評估病灶的影響範圍與侵犯深度，做為判斷後續開刀切除或採用內視鏡手術的參考。

檢查結束必須知道的事

不論胃鏡或大腸鏡，在檢查完成之後，會由於過程中灌注空氣與腸胃黏膜受刺激而產生收縮，導致腹部的不適感或脹氣，但症狀都是很輕微的。至於大腸鏡檢查後的首次排便，有非常微量的出血現象是正常的。

麻藥未退的症狀與注意事項

麻醉檢查受檢者比較有機會產生心律不整、吸入性肺炎、缺氧、心腦血管病變等情形，可以放心的是，麻醉相關的併發症幾乎可以藉由仔細的術前評估與良好的術中術後照護來減少及避免。在無痛胃腸鏡檢查甦醒後，感到頭暈或有嘔吐情形，都是麻醉藥效的影響，除非是難以忍受的頭暈、噁心、暈眩、腹痛及呼吸困難等，需立即向現場醫護人員反應，其他輕微症狀多半休息之後就能明顯改善。

胃鏡做完之後，也可能因為局部麻藥未退，導致喉部會有些許不適或噁心感，這時可以藉由漱口來沖淡麻醉藥物的影響，部分症狀多半稍作休息後就能得到改善，不過，要盡量避免用力清嗓的動作，以免喉嚨因此受傷。胃鏡檢查後，一般建議等待 30 至 60 分再飲水或進食，目的是避免殘餘喉頭的麻藥影響吞嚥造成的嗆咳情形。

可能的併發症、副作用或風險

胃鏡與大腸鏡檢查最為嚴重的併發症為出血與穿孔，一般發生

在有執行瘜肉切除檢查的機率較高。出血又可分為立即性出血及延遲性出血。一旦發生穿孔的情況，通常都需要以緊急外科手術進行開刀治療，所幸因為內視鏡檢查發生穿孔的機會極低（僅 0.1%），加上器械與技術進步，較小的穿孔有機會在內視鏡檢查的當下就關閉而免於後續的手術與風險。

實際上，發生嚴重出血的機率低於 1%，且對於高風險的病灶或治療，檢查醫師通常會給予預防性的止血夾（健保雖無給付，費用一般約在數百元左右）以降低出血機會，止血夾會在 1 至 2 周內、傷口癒合後自行脫落。至於，延遲性出血則是指發生在檢查後 1 周內的出血。為避免此併發症，通常在進行瘜肉切除後，都會建議受檢者於 1 周內盡量不要從事劇烈活動與負重，包括提運行李、重訓等。若持續有解血便或黑色柏油便、發燒、暈眩、劇烈嘔吐或腹痛等情形，則需盡早至急診就醫並與檢查單位聯繫，以確認是否為檢查後的併發症，並接受適當的評估與治療。

另外，雖然抗血栓藥物（包括抗凝血及抗血小板藥物）藥物被公認為「不會影響胃腸鏡的檢查」，但很可能會提高瘜肉切除術等病灶出血的機率。所以對於有在服用此類藥物的受檢者，務必在安排檢查前主動告知醫師、與醫師討論是否需要停藥，並配合檢查機構的指示與建議，最主要的目的在於兼顧檢查的安全性與血管栓塞的治療。

萬一無法進行內視鏡檢查的話

其他偵測早期癌的輔助工具

內視鏡是目前偵測腸胃早期癌最為敏銳而精準的工具，還可以在檢查時順便移除大腸瘜肉或癌前病變，這是輔助檢查不具備的優勢。然而，相對於內視鏡檢查需要專業人員執行，並有些微的侵入性，輔助檢查更方便實行，對於早期癌防治的貢獻其實不下於內視鏡。加上有些人對於術前須空腹禁食、服用瀉劑而感到不便，或格外在意檢查的副作用與風險等，所以其他輔助工具還是有存在的必要性。值得一提的是，目前輔助檢查大多無法確診腸胃早期癌，只有類似「警報器」的功能，最終仍然需要透過內視鏡來確診。

腫瘤標記 更適合用在癌症療效的評估

腫瘤標記（或癌症指數）不只是防癌健檢的抽血選項之一，在臨床門診的詢問度也很高，不過，與消化道癌症相關的腫瘤指數 CA 72-4（胃癌）、CEA（大腸癌）、CA 19-9（胰臟癌），在偵測腸胃道早期癌與癌前病變幾乎沒有作用。一方面是這幾項指標並非完全專一於某個癌症，另外一方面是指數會受到吸菸、飲食或其他疾病

症狀等干擾而異常升高。特別是毫無症狀的罹癌患者（早期癌通常沒有症狀），腫瘤指標是非常不準的。

有研究發現，當無症狀者的 CA 19-9 異常升高，100 個僅有 1 個是真正罹患胰臟癌（即所謂「偽陽性」），無症狀者抽驗 CA 72-4 為陽性，約只有千分之二罹患胃癌，也就是說，腫瘤指數異常，也不一定代表罹癌，仍然需要配合其他的檢查作確認。當然，一旦有指數異常的現象，醫護人員還是會嚴陣以待，只是許多受檢者會因此經歷事後看來不是必要的追蹤與憂心。

腫瘤標記在醫學上最大的功用，是做為有症狀患者的輔助診斷，及評估癌症治療後的反應，並不適合被用在癌症防治的「提前部屬、早期決戰」，因為腫瘤標記異常而發現的癌症，通常已非內視鏡可處理的早期病變，也常有腫瘤已經四處擴散，腫瘤指數依然顯示正常的狀況。

糞便潛血 陽性就要進一步做內視鏡

糞便潛血和大腸鏡檢查可說是大腸癌篩檢的「左右護法」，是唯二經證實可有效降低大腸癌死亡率的方式。由於糞便經過、摩擦瘜肉或腫瘤時，可能產生肉眼看不到的微量出血，透過糞便潛血檢查就能被檢測到。糞便檢查陽性類似警報器功能，像是半夜家中警鈴大響，第一個動作應該要優先確認警報來源，就算是機器故障、

虛驚一場，那也沒有損失。繼續蒙頭大睡、不理不睬，若是真的發生火災或物品失竊才報警，恐怕為時已晚。

全世界的研究數據與實踐資料顯示，糞便潛血呈陽性的民眾罹癌風險的確更高。根據國內統計報告，糞便潛血為陽性約 50% 有腺瘤性瘜肉、約 5% 藏有大腸癌。換個角度來看，成年人罹患大腸癌機率約 1‰，糞便潛血陽性的人的機率等於高出一般人 50 倍。即使糞便潛血並非直接確診，但實行方便容易，還可以找到許多真正需要進一步檢查的人。

國民健康署補助 50 至 74 歲的民眾，每 2 年做 1 次免費糞便篩檢。但糞便潛血並非終身保固，適齡人士最好至少每 2 年追蹤 1 次。至於未滿 50 歲族群多久要做一次糞便檢查尚無定論，但若檢出陽性，有瘜肉機會高，還是建議接受大腸鏡檢查，必要時最好定期追蹤。一般建議糞便潛血陽性的民眾，應盡早於 3 個月內接受大腸鏡檢查，合併缺鐵性貧血的人，則最好連胃鏡都要做。

腸胃知識＋

不要為糞便潛血陽性找理由！

請先思考以下 3 個敘述，哪一些是錯誤的？

❶ 吃紅肉／蔬果（芭樂、紅棗…）／鐵劑影響檢查結果

❷ 我剛好生理期／有痔瘡，所以不需要理會檢查的陽性結果

❸ 陽性的話，先重做一次潛血檢查，再決定要不要做大腸鏡

以上 3 個敘述都是錯誤的。事實上，國健署補助的糞便潛血檢查採用的是免疫法，其最大優點就是更不容易受到食物、藥物、生理期（經血）、痔瘡的干擾，也不會受到胃部、十二指腸潰瘍或上消化道出血等疾病的影響。

免疫法外，也有所謂的化學法及免疫法合併運鐵蛋白的二合一檢測（iTF ／ iFOB），兩者與免疫法最大的差異，是會受到上消化道出血疾病（如胃炎、胃或十二指腸潰瘍）的影響，因此檢驗結果為陽性，除了大腸鏡也要考慮胃鏡檢查。

糞便 DNA 原理則和糞便潛血類似，是檢驗糞便中有無從腸道中掉落的癌細胞蹤跡。整體來說，和糞便潛血的準確度接近，但假陽性（沒病被誤認有病）的機會比潛血檢查再低一些。不過，此項檢查在臺灣少見，主要是因為費用較高，而且臺灣已經有成熟與普及的糞便潛血篩檢。當然，糞便 DNA 檢查陽性後，仍需近一步以大腸鏡做確診。

膠囊內視鏡 可以觀察到小腸的新技術

　　膠囊內視鏡最早被運用在小腸的檢查，因為傳統胃鏡與大腸鏡都無法觀察到小腸。在醫療科技持續發展下，目前膠囊內視鏡已經可用於胃、食道及大腸。膠囊內視鏡是一顆自帶攝影功能、燈光、傳輸器和電池的微型鏡頭，因其大小約一顆膠囊而得名。在受檢者吞下後，會隨著胃腸道自然蠕動而前進，並於過程中自動連續攝影，最後膠囊和糞便一起排出體外，影像則透過藍芽或 WIFI 傳至紀錄器。目前也有透過磁力、從體外操控鏡頭方向的膠囊胃鏡可做選擇。

　　膠囊內視鏡在偵測明顯病灶，如腫瘤、潰瘍或大型瘜肉等，準確度相當高，適合用於食道或大腸的檢查，但由於影像呈現、操作性仍遜於傳統內視鏡，對病灶不明顯的早期癌（尤其胃部），檢測準確度相對較低。除此之外，膠囊內視鏡僅能觀察，若有切片等醫療處置需求，還是得仰賴傳統內視鏡。膠囊內視鏡目前屬自費項目。

影像學檢查 無法接受大腸鏡檢查的選擇

　　影像學檢查目前最成熟的是電腦斷層大腸攝影（CTC），針對胃與食道的早期癌則還沒有可靠的影像學輔助檢查。進行電腦斷層大腸攝影前仍需要服用瀉藥清腸，並由肛門置入一個小導管，灌入在放射線下可以成像的顯影劑及空氣，來偵測瘜肉或潛在的病變。電腦斷層大腸攝影主要缺點除了對糞便干擾更敏感、清不乾淨同樣

難判讀外，也和其他輔助檢查相同，只能偵測，無法治療（如切除瘜肉），且容易遺漏到型態較為扁平的瘜肉。

消化道早期癌的篩檢方式

項目	內視鏡	腫瘤指標	膠囊內視鏡	糞便潛血	電腦斷層大腸造影
部位	胃、食道、大腸	胃、食道、大腸	胃、食道、大腸、小腸	大腸	大腸
侵入性	低	極低	低	無	極低
準確度	最高	低	中等（食道與胃、小腸）、高（大腸）	中等偏高	高
優點	亦可切片或移除病灶	透過抽血來檢驗	吞下膠囊鏡頭即可，檢查方便	檢查方便，無侵入性	可針對無法行大腸鏡者檢查
缺點	有少許風險，大腸鏡需清腸準備	準確度偏低，對早期癌幾乎無用	有異常病灶仍需內視鏡確診	陽性個案需要大腸鏡確診	需清腸準備，有異常病灶仍需內視鏡
費用	中等	低	偏高	低	中等

本篇章作者

>>> 葉秉威

一位致力於內視鏡早期癌切除及胃食道逆流治療
的胃腸科醫師。於臺北榮總胃腸科訓練結業後，
多次前往國外進修，積極於內視鏡早期癌及胃食
道逆流診治等相關知識與技術的鑽研。多次擔任
國內醫學會講座講師。同時，擔任國內大學醫學
系兼任教師，對專業領域及醫學教育充滿熱忱。

現職
- 臺安醫院胃腸肝膽科主治醫師
- 教育部部定講師
- 陽明大學醫學系兼任講師

專長
消化道早期癌及息肉內視鏡切除、胃食道
逆流診斷及治療、食道壓力及酸鹼度阻抗
檢測、無線食道酸鹼膠囊檢查、巴瑞特氏
食道追蹤與治療、膠囊內視鏡檢查

【 診斷早期食道癌 】

1 危險因子 比症狀更重要

食道癌占臺灣十大癌症死亡率第8至10位,主要好發於中年男性。食道癌在早期幾乎沒有症狀,在症狀出現後,如漸進式吞嚥困難、吞嚥疼痛、持續性嘔吐、食欲降低到體重減輕,往往已是中晚期了,需要面對的是接踵而至的化放療及食道切除重建等。唯有找出高風險患者,並積極以內視鏡搭配其他診斷工具加以篩檢,才能及早診斷,把握可用內視鏡切除治療的黃金期。

國內食道癌 9 成以上屬於這一種！

食道鱗狀上皮細胞癌

　　大部分的食道癌始於最內層的黏膜層。根據細胞的型態，食道癌可以分成鱗狀上皮細胞癌及腺癌，在亞洲（包括臺灣）有 9 成以上都屬於鱗狀上皮細胞癌，男性罹病率遠高於女性。根據許多流行病學的調查發現，食道癌的發生主要與抽菸、喝酒、嚼檳榔等不良嗜好有關。此外，喝酒就臉紅發生食道癌機率比一般人高出 14 倍，有頭頸癌病史患者有 14% 機率併發食道癌（每 7 個就有 1 個人）。

　　食道癌是危險因子比症狀更重要的癌症，尤其早期食道癌在內視鏡底下表現很不明顯，可能只有黏膜顏色稍微改變，不容易被發覺。根據研究顯示，在一般白光內視鏡檢查下，有將近三分之一的早期食道癌無法被發現，而且食道癌又不像大腸癌有合適的輔助篩檢工具，僅能用內視鏡來診斷，無法達到普篩，臨床上會更著力於找出高風險族群與強化內視鏡檢查功能。

魯格爾氏液 異常黏膜的照妖鏡

　　早期的鱗狀上皮細胞癌在一般內視鏡下的表現很不明顯，為了避免遺漏而拖延到確診的時機，所以針對高風險患者的內視鏡檢查，會使用含碘的魯格爾氏液（Lugol's solution）進行染色，再從黏膜無法被染成棕褐色來初步判斷發炎或癌化的區域，並進一步做切片進行病理檢查。

染色原理

　　臨床上，會使用濃度約 1 至 3% 魯格爾氏液染劑，並搭配內視鏡做觀察。正常食道鱗狀上皮細胞富含肝醣（glycogen），黏膜會被含碘溶液染成棕褐色，但發炎或癌化的鱗狀細胞的肝醣減少或消失，無法被染色而形成不染區（Lugol voiding area）。醫師會在不染區做切片，再透過病理化驗結果來確定是發炎還是癌化。此外，在不染區等待幾分鐘後，有些地方會轉變成粉紅色（pink color sign），此現象表示該範圍是即將轉化成癌症的異常細胞或已經癌化了。

◀ 正常黏膜 vs. 異常黏膜 ▶

正常黏膜會被含碘溶液均勻染成棕色

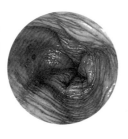

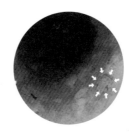

局部不染區已呈現粉紅色（pink color sign），為早期食道癌

罹癌風險評估

　　根據不染區的存在與否及多寡做不染區型態分級（Grades of Lugol-voiding pattern），用以評估罹癌風險與篩檢追蹤依據。國外曾針對 389 位罹患頭頸癌病人進行篩檢，尋找是否有人合併食道原發性癌，結果顯示約 14% 患者合併食道原發性癌。這些食道癌患者中，55% 為 Grade D 豹紋狀食道染色，24% 為 Grade C 染色及 4% 為 Grade B 染色。過 1 年追蹤，在 7 位新發食道癌中，有 6 位是豹紋狀染色。就風險考量，顯示 Grade D 豹紋狀染色的患者，有極高比例同時或未來追蹤發現食道癌，要每年進行食道癌篩檢，以期早期發現、早期治療。

◀ 食道不染區型態分級 ▶

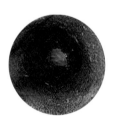 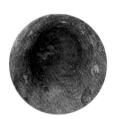 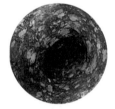 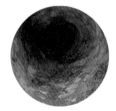

Grade A
沒有不染區病兆

Grade B
小於等於 10 個 5mm 以下的不染區病兆

Grade C
大於 10 個 5mm 以下的不染區病兆

Grade D
多發、不規則型的不染區病兆，俗稱「豹紋」

※ 資料來源：J Clin Gastroenterol 2010;44:e27-33.

副作用及使用範圍

　　一般而言，魯格爾氏液僅能噴灑在下端食道鱗狀上皮與胃的柱狀上皮交界處到上食道括約肌（離門牙約 20 公分處）這一段距離，無法繼續往上的原因在於染劑具刺激性，可能會誘發咽喉痙攣而產生危險，按適用範圍噴灑時也常會有胸部灼熱、刺痛、胸悶等副作用。多數臺灣內視鏡醫師會藉由調整魯格爾氏液濃度或噴灑後以水沖洗染色食道黏膜等方式改善，只有極少部分醫院裡有中和劑（thiosulfate）可以使用。針對上食道至咽喉區域的病兆，通常會使用後面介紹的窄頻影像（Narrow band imaging, NBI）和放大內視鏡（Magnified endoscopy, ME）來觀察。

窄頻影像 淺層黏膜的透視鏡

　　窄頻影像（Narrow band imaging, NBI）在操作上極為簡單，只要按個按鈕，就可以從一般內視鏡的白光模式切換成窄頻影像模式。其原理是用一個濾光盤，過濾窄頻藍光（415nm）及綠光（540nm），並捨棄掉紅光。調整過的光源在穿透淺層黏膜時，藍光會使表面血管呈棕色，綠光則可顯示較深層的血管，由於黏膜表面血管對比更為犀利，更能觀察到早期癌變血管型態的改變及預測侵犯的深度。此外，因早期癌會出現血管增生而在窄頻影像下呈現棕色區域，藉此可增加早期癌偵測機會。

◀ 窄頻影像下的早期癌模樣 ▶

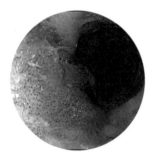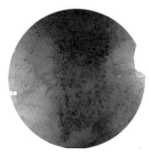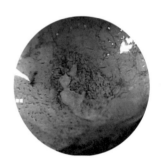

影像發現有一明顯的棕色背景病兆（圖左）。進一步放大觀察發現該病兆有 Type B-1 乳突內微血管環變化（圖中）及局部 Type B-2 乳突內微血管環變化（圖右）。依此判斷為早期食道癌且可能已經侵犯至黏膜下層。

放大內視鏡 徹底觀察表面血管變化

　　放大內視鏡（Magnified endoscopy, ME）的放大倍率達 80 至 100 倍，可以徹底觀察黏膜表面的結構及血管變化。之所以如此在意黏膜表面血管變化，是因為早期癌變過程中，表面毛細血管（稱為乳突內微血管環，Intra-papillary capillary loop, IPCL）會增多、變密集，依據不同型態改變，可預測惡性度及可能侵犯的深度，進而有不同的建議。日本食道學會將食道表面的乳突內微血管環型態進一步分類（JES magnifying endoscopic classification），主要分成較為良性的 A 類及較為惡性的 B 類。B 類再進一步依型態改變及可能侵犯深度分成 B-1、B-2、B-3，進而評估內視鏡切除或採外科手術。

日本食道學會放大內視鏡分類

乳突內微血管環型態	對應病兆	侵犯深度	建議處理方式
JES type A 正常或不正常卻沒嚴重變異	正常上皮、發炎或低度異生	無侵犯	內視鏡追蹤
JES type B-1 嚴重變異（擴張、扭曲、粗細不均及不規則）但血管仍保持環狀	高度異生或癌化	侵犯表淺黏膜層	可採內視鏡手術切除
JES type B-2 似 B-1 血管型態但已無法保持環狀	癌化	侵犯黏膜肌層及淺層黏膜下層	可以診斷性內視鏡切除，但視病理結果可能需要追加外科手術
JES type B-3 出現粗大的腫瘤新生血管（粗細為 B-2 血管的 3 倍以上）	癌化	侵犯深部黏膜下層或更深	建議以外科手術處理

食道癌患者常見的第 2 種原發癌
咽喉鱗狀上皮細胞癌

　　腸胃科醫師不只管消化，竟然還要來談咽喉癌，相信各位讀者一定覺得相當疑惑「這不是耳鼻喉科醫師的領域嗎？」「腸胃科醫師竟然要『撈過界』了？」其實，頭頸癌與食道癌的危險因子類似，尤其都與抽菸、喝酒有很高的關聯性，當上呼吸道及消化道暴露在相同的致癌物質下，就很容易產生第 2 種原發癌，這就是所謂的區域癌化理論（field cancerization）。

與食道癌息息相關的咽喉癌

　　與食道鱗狀上皮細胞癌關聯性極大的頭頸癌症包括「下咽癌」及「口咽癌」，所以在針對食道鱗狀上皮細胞癌高危險族群篩檢時，也應該要同時進行口咽及下咽等頭頸癌的篩檢。根據研究顯示，篩檢 91 個進行食道癌手術或放化療治療的患者，約有 10% 的機率會同時有第 2 種原發性咽部早期癌，腫瘤大小平均僅約 15mm 左右，大部分被檢出者尚無症狀產生。然而因為功能與結構的不同，篩檢方法上有些差異。

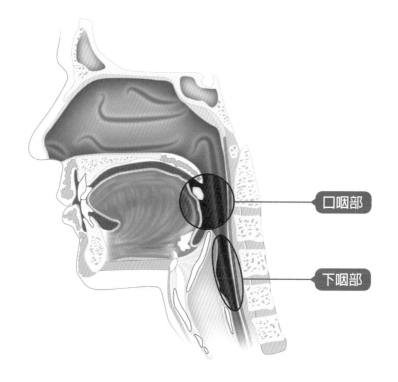

口咽部

下咽部

診斷

　　咽喉鱗狀上皮細胞癌判斷方式和食道早期癌類似，一般會先在窄頻影像模式下觀察黏膜是否有分界清楚的棕色區域。要注意的是，若有棕色區域但分界與周遭正常黏膜並不清楚，則比較有可能是發炎的問題。另外，也要針對乳突內微血管環的型態去評估，其分類方式同上述食道癌的標準，精確度可以高達 85%。無論如何，任何異常都得以切片來進一步證實。

篩檢

　　使用窄頻影像及放大內視鏡，來進行早期咽喉癌的篩檢是相當有效的。篩檢前，患者需服用一般胃鏡檢查所需要的藥物，當然同時要遵守禁食禁水的規範。檢查進行時，醫師會將內視鏡由口腔探入，並調成窄頻影像模式，在進入食道前優先觀察咽喉部。

　　期間，醫師會極力避免內視鏡碰觸到杓狀會厭褶（aryepiglottic fold），以避免引起作嘔反射而干擾檢查的進行。下咽處、位於兩側的梨狀窩（pyriform sinus）是最常出現早期癌卻也是最容易被忽略的位置，觀察時通常會請病患憋氣或發出「e」的聲音，讓兩側梨狀窩開展到最大，以利觀察。

目前的臨床診斷困境

　　雖然咽喉和食道黏膜都屬於鱗狀上皮細胞，在內視鏡診斷早期癌的標準也很類似，但是咽部缺少黏膜肌層（muscularis mucosa），腫瘤相對容易向下侵襲到淋巴，在病理上判斷腫瘤是否經內視鏡完整切除及未來的淋巴轉移風險等，都不能像早期食道癌的研究這麼清楚且確切。此外，透過耳鼻喉科醫師的鼻咽鏡檢查，受限於解像力較胃鏡不足，成為篩檢困難的原因之一。

此外，咽部無法使用魯格爾氏液篩檢，因為可能造成吸入性肺炎及咽喉痙攣水腫等風險。在沒有額外染劑的輔助下，一切有賴醫師內視鏡觀察時的細膩度與敏銳度，在此同時，也考驗受檢者的忍耐度。若沒有鎮靜麻醉的輔助，胃鏡剛探入口腔和食道時，作嘔反射很強烈，多數病人都期望檢查快點告一段落，甚至以為時間拉越長，代表操作者技術越不好。其實，足夠的時間才能看到細微的黏膜變化，這是篩檢早期癌最重要的。

腸胃知識+

原發癌 vs. 轉移癌

原發癌與轉移癌最主要的區別方式，就是指該區域（器官）的癌症是該區域細胞癌化長出來的，還是從其他區域的癌細胞移轉後才在該區域生長。再簡單一點的說，就是這個地方長出來的癌細胞，是「土生土長」還是「外來客定居」。

通常原發癌得長一段時間之後，才可能開始「轉移陣地」，若以相對癌症分期來比較，原發癌比起轉移癌是比較早期的，通常有更高機率的治癒機會。

長期胃食道逆流更要注意！

食道腺癌

在臺灣，食道腺癌僅占食道癌 3 至 4%，但由於預後很差，5 年存活率僅約 10%，故仍是非常重要的議題。要談食道腺癌，就一定會提到「胃食道逆流」及「巴瑞特氏食道」。胃食道逆流多數人都耳熟能詳，甚至本身就有相關症狀。至於，食道腺癌的前身 巴瑞特氏食道，就鮮少為人所知。其實巴瑞特氏食道是因為正常黏膜長期且反覆地發炎後產生的病變，與胃食道逆流關係密切。

胃食道逆流竟然會產生癌前病變？

胃食道逆流會造成胃酸反覆傷害食道上皮細胞，使身體不斷地進行修復及細胞再生，長期下來，當腸型柱狀細胞化生取代了原先的扁平鱗狀細胞，就稱為巴瑞特氏食道（Barrett's esophagus，BE），也是食道腺癌的前身。根據統計顯示，胃食道逆流患者中，約 5 至 10% 會進展為巴瑞特氏食道，巴瑞特氏食道罹患食道腺癌的風險則為其他無胃食道逆流者的 11.3 倍，所以及時診斷及定期追蹤都是非常重要的。

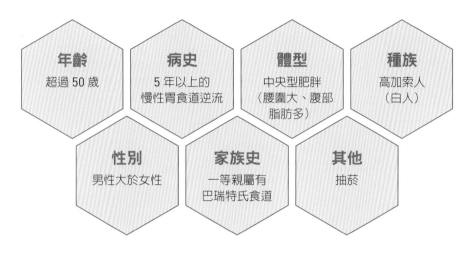

‹ 巴瑞特氏食道高風險族群 ›

年齡
超過 50 歲

病史
5 年以上的
慢性胃食道逆流

體型
中央型肥胖
（腰圍大、腹部
脂肪多）

種族
高加索人
（白人）

性別
男性大於女性

家族史
一等親屬有
巴瑞特氏食道

其他
抽菸

有巴瑞特氏食道離癌症就不遠了？

　　不是所有的巴瑞特氏食道患者都會走向食道腺癌這一步。即使會罹癌，風險也都不一樣。內視鏡懷疑有巴瑞特氏食道時，會先透過切片來做病理判斷，看是否確診為巴瑞特氏食道及是否有細胞異生（dysplasia），因為細胞異生與否及其程度（grade）與未來罹癌的風險有很大的關係。依目前健保制度規定，巴瑞特氏食道切片證實後，可給付一年質子幫浦抑制劑（Proton pump inhibitor，PPI）來治療胃食道逆流及控制巴瑞特氏食道，所以在臺灣大部分患者幾乎一年都會做一次內視鏡追蹤並切片。但若為細胞異生則需要進一步內視鏡治療。

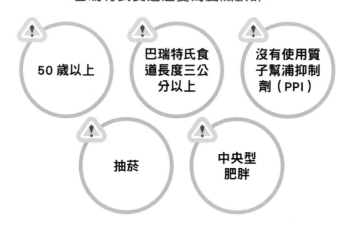

＜ 巴瑞特氏食道癌變高風險族群 ＞

50 歲以上

巴瑞特氏食道長度三公分以上

沒有使用質子幫浦抑制劑（PPI）

抽菸

中央型肥胖

胃食道逆流患者都要做切片檢查？

胃食道逆流的典型症狀很多人都知道，包括食道胸口灼熱、酸水逆流（溢赤酸），不典型的逆流症狀更是千變萬化了，舉凡胸痛、吞嚥困難、慢性咳嗽、聲音沙啞、喉嚨有黏液等，可能是胃食道逆流所造成的，也可能是其他疾病造成的，所以釐清病症原因是很重要的。

若有相關的慢性症狀，經藥物治療仍反應不佳，持續有胃食道逆流，建議求診胃腸科醫師進行胃鏡檢查以釐清病因。在胃鏡下，不是所有胃食道逆流患者都需要進行食道黏膜的切片檢查，僅有少數被懷疑有癌變或癌前病變（如有黏膜結節產生或已形成巴瑞特氏食道）須以病理輔助診斷，否則絕大多數的食道逆流患者，是不需切片僅需內視鏡檢查追蹤的。

巴瑞特氏食道切片病理顯示細胞異生程度與追蹤建議		
異生程度	癌化風險（年）	建議追蹤時間
無細胞異生 No dysplasia	0.2 至 0.5%	建議至少 3 至 5 年以內視鏡追蹤
低度細胞異生 Low-grade dysplasia	約 0.7%	建議進行內視鏡手術治療或每年以內視鏡追蹤
高度細胞異生 High-grade dysplasia	約 7%	建議進行內視鏡手術治療

※ 此表為美國胃腸學會之建議，目前國內共識多數也採用此套標準

巴瑞特氏食道的篩檢與確診

　　以往篩檢流程都是在食道進行 4 個象限的切片，但應用於臨床不方便也容易造成出血。2016 年美國胃腸內視鏡學會發表文章認可以下 3 種方式來進行巴瑞特氏食道標的切片，包括醋酸協助的染色內視鏡（acetic acid chromoendoscopy）、窄頻影像的染色內視鏡（NBI electronic chromoendoscopy）、共軛焦雷射顯微內視鏡（confocal laser endomicroscopy），其中共軛焦雷射顯微內視鏡設備昂貴且不普及，目前臨床上不常使用，國內篩檢多是合併前 2 種方式來尋找早期病變。

窄頻影像及放大內視鏡

　　窄頻影像與放大內視鏡可針對上述目標黏膜，進一步放大觀察表面結構、血管規則或消失與否等來判定是否為異生或癌化區域，

包括隆起或異常發紅，並量測巴瑞特氏食道的長度、進行病理切片。觀察完成後，利用噴灑器進行醋酸噴灑，更精準抓出病變的位置。目前以巴瑞特氏國際窄頻影像小組（Barrett's international NBI group, BING）和日本食道學會（Japan esophageal society, JES）兩種分類方式較常被採用，差別在日本食道學會（如下表）加入放大內視鏡的運用，其診斷準確度較高。

巴瑞特氏食道分類依據

構造	可見性	型態特徵	規則性及預測組織結果
黏膜	可見	小窩	規則 -> 非異生
			不規則 -> 異生
		非小窩	規則 -> 非異生
			不規則 -> 異生
		無法分類	異生
	不可見	X	無法預測
血管	可見	網狀	規則 -> 非異生
			不規則 -> 異生
		非網狀	規則 -> 非異生
			不規則 -> 異生
		無法分類	異生
	不可見	X	無法預測

醋酸染色原理

臨床上，會使用濃度約 1 至 3% 的醋酸（acetic acid，就是平常廚房用的工研醋）染色，藉由產生可逆性的醋酸白化反應（acetowhitening reaction），讓食道表面黏膜結構變明顯，利於尋找細胞異生或癌變區域。並且醋酸會使黏膜下層的微血管充血（變紅），但由於表面的白化反應而無法觀察，須等候幾分鐘，待醋酸白化反應消失才能看到。病變黏膜細胞的醋酸白化反應消失速度，相較於其他沒有異生及癌變的巴瑞特氏食道黏膜快，會迅速由白轉紅，產生失去醋酸白化反應（Loss of acetowhitening，LAW），可以此區域做為目標進行切片與診斷。

◀ **實際巴瑞特氏食道篩檢照片** ▶

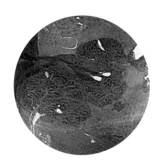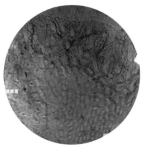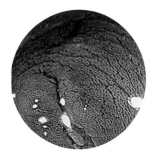

該案例並無出現巴瑞特氏食道黏膜異生的情形。（圖左）透過窄頻影像模式看到巴瑞特氏食道黏膜。（圖中）影像放大後可見黏膜表面結構仍屬規則。（圖右）進一步噴灑醋酸黏膜產生醋酸白化反應，其結構變得更容易觀察。

本篇章作者

⟩⟩⟩ 李宗穎

新生代消化內科及內視鏡專科醫師，曾至日本
國立癌症中心內視鏡科及慶應義塾大學附設醫
院內視鏡科研修，目前專精於消化道腫瘤及早
期癌的診斷與內視鏡手術治療。

現職
- 部立雙和醫院消化內科主治醫師

專長
消化道腫瘤及早期癌的診斷與內視鏡
手術治療、胃食道逆流、潰瘍性疾病
及幽門桿菌治療、一般消化系統及肝
膽疾病診療

【 治療早期食道癌 】

2 保留食道的 3 種內視鏡手術

早期食道癌的治療首選是以根除性為目的。在過去，多是施行外科手術為主，包含大範圍的食道切除與重建，不只術後復原期間及住院天數長，還存在一定比例術後併發症發生，包括滲漏、感染或食道狹窄等。隨著醫療技術的進步，內視鏡的應用範圍越來越廣，透過內視鏡進行手術提供患者一個免於外科手術、保留食道完整性且治癒疾病的機會。

腫瘤深度只侵犯到黏膜層的話

根除病灶還能保留食道功能

　　食道癌平均死亡年齡不到 60 歲，低於所有癌症的平均死亡年齡中位數，也是所有胃腸道癌症預後最差的。主因在於早期食道癌往往沒有症狀，超過半數以上的患者首次就醫，就已進展到中後期階段，腫瘤甚至侵犯鄰近器官或遠端轉移。早期診斷且早期治療是改善食道癌預後及存活率的唯一法門。近年來，隨著內視鏡檢查技術及設備的發展，已經有很好的「武器」可以提升腸胃科醫師的早期診斷率。

內視鏡手術 vs. 外科手術

　　早期食道癌治療以根除性為目的，內視鏡手術和外科手術都是首選。當食道癌腫瘤侵犯深度侷限在黏膜層或表淺的黏膜下層，因為淋巴轉移的機會較低，透過內視鏡手術的方式就能達到根除治癒的效果。內視鏡手術的好處在於無體表傷口、保留食道完整功能、併發症發生率低、術後恢復快及住院時間短，術後也可以維持較好的生活品質。

外科手術則可以進行「大刀闊斧」的切除，這既是優點，也是缺點，好處是比較少有切不乾淨（病灶殘留）的問題，但相對就無法保留食道的完整性，食道功能無法維持正常，未來生活品質必會有比較大的影響。此外，外科手術不論時間、住院天數與術後恢復期都比內視鏡手術長，產生併發症的機率也相對高。但若腫瘤已經侵犯超過深度的黏膜下層，因為淋巴轉移的機會大增，通常只能選擇外科手術治療。

誰需要進行內視鏡手術？

篩選適當且適合的內視鏡治療手術，是術前評估非常重要的一環，主要會依據病灶的型態、病灶的大小、預期的侵犯深度來建議。在病患接受完整內視鏡檢查後，醫師會依據其篩檢結果來評估適應症及適合的治療方式。術前必須確保病患及家屬充分了解內視鏡手術治療早期食道癌的適應症、執行過程及可能的併發症。

適應症１・病灶的型態

早期食道癌的病灶型態主要是依據 Paris Classification（巴黎分類系統）來做描述及分類。一般來說，若是病灶的型態被歸類在凸出型（Polypoid，0-I）或凹陷潰瘍型（Excavated，0-III）時，通常會比扁平型病灶（Non- Polypoid，0-II）有較高的機率產生黏膜下層侵犯的狀況。

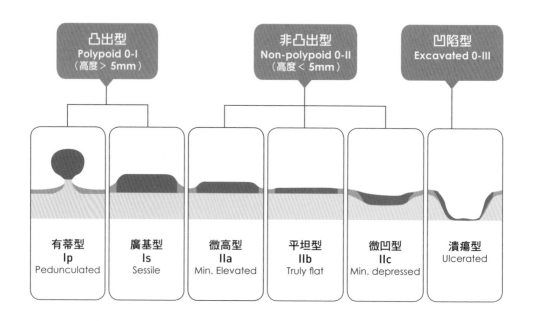

◀ 早期食道癌的病灶型態分類 ▶

| 凸出型 Polypoid 0-I (高度 > 5mm) | | 非凸出型 Non-polypoid 0-II (高度 < 5mm) | | | 凹陷型 Excavated 0-III |

| 有蒂型 Ip Pedunculated | 廣基型 Is Sessile | 微高型 IIa Min. Elevated | 平坦型 IIb Truly flat | 微凹型 IIc Min. depressed | 潰瘍型 Ulcerated |

適應症 2・病灶的大小

利用窄頻內視鏡及染色內視鏡可以評估病灶的範圍及大小。一般來說，範圍較小且表面較不規則的病灶，適合選擇內視鏡黏膜切除術（EMR）或內視鏡黏膜下剝離術（ESD）來治療。若屬於扁平型的病灶，且侷限在黏膜層的病變，無論病灶大小，都可以考慮以內視鏡射頻腫瘤消融術（RFA）來治療。

適應症 3．預期病灶的侵犯深度

利用放大內視鏡的技術，可以觀察到黏膜血管的變化，進而去預測腫瘤侵犯的深度。根據統計，其準確性超過 90%。即使檢查結果有異生或癌化的現象，只要是符合日本食道學會放大內視鏡分類的 JES B-1（絕對適應症）或 JES B-2（相對適應症），還是有很大的機會透過內視鏡治療，來達到根除病灶的目的。

其他術前評估

若病患本身有心血管相關病史而服用抗血小板藥物或抗凝血藥物，原則上，都必須停用 3 至 7 天不等，以減少術中立即性出血或術後延遲性出血的機率。當然，術前也會針對基本的血液、生化及凝血功能做檢驗，以利評估手術相對的風險性。內視鏡治療執行時間比例行性內視鏡檢查時間長，故建議在全身麻醉下施行（靜脈麻醉或氣管插管麻醉），以利手術進行的舒適性及安全性。

◟ 這些情況不建議進行內視鏡手術！ ◞

情況 1

預期侵犯深度超過黏膜下層且明顯淋巴轉移

情況 2

病人長期臥床且共病症多，預期存活時間短

情況 3

高風險麻醉患者

美國麻醉醫學會分級 4 級以上，如重大心肺疾病

如何選擇最適合的治療方式？
食道早癌的 3 種內視鏡術式

　　治療早期食道癌的內視鏡手術包含內視鏡黏膜切除術（Endoscopic Mucosal Resection，EMR）、內視鏡黏膜下剝離術（Endoscopic Submucosal Dissection，ESD）、以及內視鏡射頻腫瘤消融術（Radiofrequency Ablation，RFA）。內視鏡手術的選擇除了要評估上面段落講的「適應症」外，專科醫師也會依據病人的實際狀況給予最適當的建議。

黏膜切除術（病灶在黏膜層且 2 公分內）

　　通常針對病灶深度僅至黏膜層，且其大小介於 2 公分以內的小病灶，適合進行內視鏡黏膜切除術（EMR）來治療。一般來說，內視鏡黏膜切除術可經由門診手術安排，不一定需要住院執行。若術後沒有明顯併發症產生（如出血、穿孔等），就可以漸進式地恢復正常進食。

改良的內視鏡黏膜切除術

　　隨著內視鏡技術的進展，衍生出許多改良式的內視鏡黏膜切除術（Modified-EMR），例如，藉由內視鏡前端附加套蓋（Cap-assisted

Endoscopic Mucosal Resection, EMR-C）將鼓起的病灶吸入套蓋中，再用電燒套圈加以完整套切。或藉內視鏡橡皮圈（Endoscopic band-ligation）將病灶吸附套綁，再用電燒套圈從橡皮圈的根部加以完整套切，同樣都可以達到完整根除病灶的目的。

如何進行內視鏡黏膜切除術？

因為食道黏膜的厚薄度僅約幾毫米（mm），為了降低進行切除手術時造成食道穿孔併發症的機率，術前會先利用內視鏡治療針注射緩衝液體，如生理食鹽水或甘油混和染劑（indigocarmine）至黏膜下層，讓黏膜層的病灶隆起。接著，再用內視鏡電燒套圈將病灶有效套切，達到完整根除病灶的目的。切除病灶後，會使用內視鏡止血夾將暴露的傷口做局部或完整的縫合。

◀ 內視鏡黏膜切除術示意圖 ▶

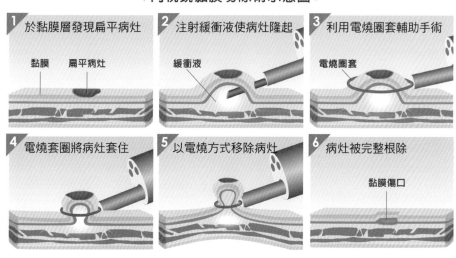

1 於黏膜層發現扁平病灶
黏膜　扁平病灶

2 注射緩衝液使病灶隆起
緩衝液

3 利用電燒圈套輔助手術
電燒圈套

4 電燒套圈將病灶套住

5 以電燒方式移除病灶

6 病灶被完整根除
黏膜傷口

黏膜下剝離術（病灶超過 2 公分或預期深度達黏膜下層）

案例

柯先生，年約 50 歲，菸酒不離身 10 多年了。年初因為確診喉癌而接受全喉切除術，在術前例行性上消化道內視鏡檢查時，發現一個位於上段食道、3 公分左右、不平整的病灶，經切片證實為食道鱗狀上皮癌，故轉介至肝膽腸胃科門診做後續治療，經評估後，確認柯先生適合進行內視鏡黏膜下剝離術之治療。

家屬與患者詳細了解病況、手術方式、手術後的併發症風險之後，選擇接受內視鏡黏膜下剝離術。手術過程順利，無明顯立即性及延遲性的併發症產生。患者在術後第 2 天即開始嘗試喝水並漸進式飲食，住院 5 天即出院回家，幾乎對日常生活未造成影響。

術後病理報告顯示為食道癌第 1 期，切除邊緣完整且達到治癒疾病的目的。目前患者尚在門診持續追蹤中，並已具體戒菸戒酒。術後 3 個月的上消化道內視鏡追蹤並無食道狹窄的併發症產生，亦無局部復發的病灶。

相較於內視鏡黏膜切除術，針對範圍較大（超過 2 公分）或預期侵犯深度可能較深的病灶（達到表淺的黏膜下層），使用內視鏡黏膜下剝離術（ESD）是一個比較完整且適合的選擇。整個手術過程就如同削蘋果皮一樣，需要一氣呵成，將病灶剝除。有效且完整的根除病灶是內視鏡黏膜下剝離術的終極目的。

如何進行黏膜下剝離術？

■ 步驟 1：確立病灶範圍，並標記

術前會藉由窄頻影像技術或魯氏碘液讓病灶範圍可以更明顯的被界定出來。另外，會利用內視鏡電燒刀在病灶外約 5mm 處，做一環型的標記。

■ 步驟 2：黏膜下注射，並初步切割

依照執行醫師的策略，於環形標記處外圍，從病灶處的頭側或尾側開始進行。先利用內視鏡注射針注射緩衝液體（生理食鹽水或甘油混和染劑）至黏膜下層，再使用電刀進行部分外圍切割。

■ 步驟 3：逐步進行黏膜下剝離術

部分病灶外圍切割後，繼續於黏膜下層注射緩衝液體，然後依照執行醫師的策略，利用內視鏡電刀，逐步進行黏膜下的剝離術，使病灶與黏膜下層的組織完整分離。

黏膜下剝離術的手術時間？

整個內視鏡黏膜下剝離術的手術時間，會因為執行醫師的經驗值、病灶的位置與病灶的大小等差異而有所不同，約需耗費最少 30 分鐘，至多數小時不等。切除的病灶會完整地釘立在標本板上，並藉由魯格爾氏液（碘液）染色，也可以初步評估是否有達到完整的切除目的。術後會將切除的病灶泡在福馬林溶液（Formalin）中，再交由病理科醫師做病理檢驗與判定。

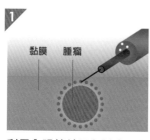

黏膜　腫瘤

利用內視鏡針刀在腫瘤四周
做標記

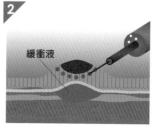

緩衝液

注射緩衝液體至黏膜下層使
腫瘤有效隆起

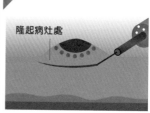

隆起病灶處

進行局部的腫瘤外圍切割

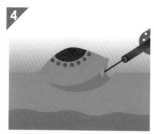

漸進式地進行黏膜下剝離術

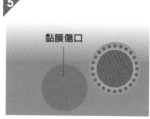

黏膜傷口

將腫瘤完整切除

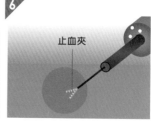

止血夾

利用內視鏡止血夾將傷口做
局部或完整縫合

術後調養與併發症預防

　　切除後的傷口面必需要做詳細的審視及觀察。若發現有局部血
管曝露，需要使用內視鏡止血夾或電燒器具進行止血，以預防術後
的延遲性出血。若有局部切割較深的區域（環狀肌層的曝露），則
需要使用止血夾進行局部縫合，以預防術後的延遲性穿孔。一般來
說，小的出血及穿孔都可以利用內視鏡治療處理。

術後，需要完全禁食（24 至 48 小時），住院天數約 5 至 7 天。針對輕微胸痛症狀可以給予靜脈注射止痛藥緩解。可能的嚴重併發症包括延遲性出血及穿孔，發生的機率雖然不高（一般情況小於 5%），但臨床上需特別留意的症狀包括吐血、解黑便或血便，及發燒、劇烈胸痛或呼吸困難。若觀察期間沒有明顯併發症發生，即可以開始嘗試喝水及清流質，依臨床狀況做漸進式飲食的調整。

射頻腫瘤消融術（鱗狀細胞高度分化不良、巴瑞特氏食道）

案例

一位 70 歲男性，主訴胃食道逆流症狀反覆多年，於腸胃內科門診評估後，安排上消化道內視鏡檢查。過程中，發現像舌頭形狀且顏色似鮭魚的黏膜自胃食道交界處往食道突出（endoscopic suspected esophageal metaplasia，ESEM），經切片證實為巴瑞特氏食道合併低度分化不良（Low-grade dysplasia，LGD）。

根據目前文獻統計及治療追蹤準則，巴瑞特氏食道合併低度分化不良每年癌化風險（食道腺癌）為 0.7%，不論直接接受內視鏡治療或每年以內視鏡追蹤都是合理的選擇。家屬與病患後來選擇內視鏡射頻腫瘤消融術（RFA）治療。

因為此個案的巴瑞特氏食道長度約為 5 公分，所以選用環狀型（Halo 360）的電極板進行有效消融，整個手術過程順利，患者在術後留院觀察 1 天後即順利出院。後續於腸胃科門診追蹤，並繼續服用口服氫離子幫浦阻斷劑（PPI），改善胃食道逆流症狀。

內視鏡射頻腫瘤消融術（RFA）主要治療侷限於黏膜層且扁平型的食道鱗狀細胞高度分化不良病變及巴瑞特氏食道病變。治療過程好比用熨斗燙衣服一樣，可以將食道黏膜內的病灶做大範圍的去除，並均勻地將食道表皮燒灼於固定深度（0.1 cm 內），因此很少會出現燒灼過深而產生食道穿孔的併發症，術後燒灼處會慢慢長出正常的黏膜。

不過，內視鏡射頻腫瘤消融術屬於一種組織破壞性的治療術，無法於術後取得檢體，因此接受治療前，選擇適當的病灶範圍、準確的評估侵犯深度更顯重要。

巴瑞特氏食道都需要治療嗎？

巴瑞特氏食道只有在長病灶（大於 3cm）或分化不良才會建議治療，尤其高度分化不良。低度分化不良可透過藥物、定期追蹤有效控制，當然，若不想承受癌化風險，亦可評估內視鏡手術。原則上短病灶（小於 3cm）且無分化不良的巴瑞特氏食道，建議以藥物治療，搭配每 1 至 3 年的胃鏡追蹤就足夠。

巴瑞特氏食道是不可逆的，藥物治療目的是預防病灶惡化，無法讓已產生的病變消失。內視鏡射頻腫瘤消融術（RFA）是比較合適且安全有效的治療巴瑞特氏食道的選擇，而且是絕對的適應症。目前臺灣健保已經針對扁平的早期食道鱗狀上皮癌、巴瑞特氏食道合併分化不良的病變、長度大於 3 公分的巴瑞特氏食道等條件給付。

◀ 巴瑞特食道的治療建議 ▶

藥物治療為主，搭配每 1 至 3 年一次的胃鏡追蹤

※ 藥物治療只能預防繼續惡化，無法讓已產生的病變消失

短病灶
低度分化不良
無分化不良

長病灶
分化不良
已癌變

以內視鏡射頻腫瘤消融術（RFA）根除病變細胞

如何進行射頻腫瘤消融術？

醫師會經由上消化道內視鏡的操作，將特殊的電燒導管電極板（依據病灶大小與範圍選擇）置入病人的食道。再將電燒導管電極板接上電流，並針對要處理的病灶部分，依序從口側端往遠端或由遠端往口側端（依所選電燒板而定），進行完整貼合的接觸燒灼。第 1 次燒灼後會刮除食道表皮，再接著第 2 次的燒灼，進行 2 回後，就可達到將食道病灶完整去除的目的。整個治療平均耗費約 30 分鐘。

◀ 內視鏡射頻腫瘤消融術示意圖 ▶

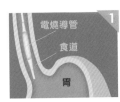

電燒導管
食道
胃

1

將電燒導管以內視鏡方式置入病人的食道

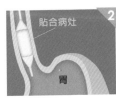

貼合病灶
胃

2

將氣球充氣使電擊板完整貼合於預定燒灼的食道扁平病灶

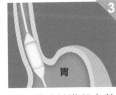

胃

3

接上電流並進行有效燒灼

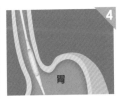

胃

4

均勻燒灼後進行表皮刮除，再接著第 2 次燒灼

其他術前術後的常見疑問

根據相關文獻的統計，早期食道癌若能接受完整的內視鏡切除，並達到病理上的治癒標準，患者 5 年存活率超過 90%，而 5 年的局部復發率或遠端轉移機率也少於 5%，整體預後可謂相當好。不過，要達成這樣的目標，除了戒菸、戒酒、戒檳榔等生活習慣調整，降低整體食道癌發生率，仍有一些需要注意的事項務必配合與了解。

內視鏡手術會不會切不乾淨？

原則上，術前評估合宜，內視鏡手術可以提供病人一個免於接受外科手術而能治癒的機會。除了內視鏡射頻腫瘤消融術（RFA）外，內視鏡黏膜切除術（EMR）與內視鏡黏膜下剝離術（ESD）都可以達到完整切除病灶並保留檢體，由病理科醫師做分期報告的判定，以提供後續治療追蹤的依據。一旦病理報告顯示切除邊緣不完整，或侵犯深度超過原本預期，則需要再追加治療，如內視鏡治療、外科手術治療或化療電療。

檢體會如何做病理分期的判定？

術後檢體都會進行最後病理分期的判定，其評估項目包括腫瘤的大小、腫瘤細胞分化型態、水平侵犯的範圍（lateral margin）及垂直侵犯的深度（vertical margin），當然還會評估是否有淋巴血管的侵犯（Lympho-vascular invasion）。臨床醫師會依病理科醫師的最後報告，來向患者說明是否完整根除病灶（R0 resection）或需再追加後續的治療等。

做完手術後需要持續追蹤嗎？

一般來說，術後 3 個月內會要求患者至少回診一次，以進行上消化道內視鏡檢查追蹤，主要目的除了評估有無局部病灶的復發外，也可以確認有無造成術後食道狹窄的問題。針對大範圍病灶進行內視鏡黏膜下剝離術（ESD），尤其是超過四分之三全周的病灶，一般來說，會增加術後食道狹窄的機率，因此有部分醫師會在切除後的傷口面進行類固醇注射或合併口服類固醇使用，以期降低術後食道狹窄的併發症。

早期食道癌內視鏡手術治療比較表

項目＼種類	內視鏡手術			外科手術
	黏膜切除術（EMR）	黏膜下剝離術（ESD）	射頻腫瘤消融術（RFA）	
適用病灶	小於 2 公分	大於 2 公分	扁平病灶	深度侵犯
治療深度	淺（黏膜層）	深（黏膜下層）	淺（黏膜層）	食道切除合併淋巴結廓清術
手術時間	短（約 30 分鐘）	中（30 分鐘至數小時）	短（約 30 分鐘）	長
執行難度	中	高	低	高
住院天數	不需住院	短（5 天左右）	極短（2 至 3 天）	長
檢體保留	可	可	不可	可

本篇章作者

>>> 王威迪

投入肝膽腸胃內科診治的熱血醫師。膽大心
細，總是能找到每一個可能被忽略的消化系統
癌症，在聖母醫院有消化系統癌王之稱。擅長
消化道內視鏡的應用與手術，未來將前往日本
癌症醫學中心，繼續接受進階消化道內視鏡手
術的相關訓練。

現職
- 羅東聖母醫院門診主任
- 羅東聖母醫院肝膽腸胃內科主治醫師

專長
消化道腫瘤診治與全身性治療、胃腸瘜肉
內視鏡切除術、消化道早期癌內視鏡手術
（內視鏡黏膜切除術、內視鏡黏膜下剝離術）

【 診斷早期胃癌 】

3 隱藏病灶
觀察 3 步驟

胃癌在臺灣的發生率跟死亡率都相對高。根據衛生福利部統計，胃癌近幾年都分別位居男女性十大癌症死因之內，由此可知，胃癌在國內相對常見。胃癌相較於其他肝膽腸胃道癌症，是屬於在一定期數內可根治的癌症，因此增加發現早期胃癌的比例，將可顯著改善病人的預後（指根據病人當前狀況來推估未來經過治療後可能的結果）。但早期胃癌症狀並不明顯，又該如何在第一時間察覺警訊、增加胃癌早期發現的機會呢？

我是「胃癌」的候選人嗎？

不可不慎的 9 種胃癌危險因子

　　大多數的人都聞癌色變，主要是聽到太多有關癌症的片面訊息，而且又以負面的居多，如哪位親朋好友或名人得癌症、癌症的治療很痛苦、得癌症的人生就沒希望等。另一方面是對癌症認識不足，導致非面對不可時，加重恐懼感。胃癌的致癌因子很多，符合越多項，越有機會成為罹患胃癌的候選人，因此要更積極的安排相關檢查。

◀ 你了解胃癌嗎？ ▶

重點 1
國內每年約
4,000 人
罹患胃癌

重點 2
好發年齡為
40 至 60 歲
男性為女性
2 倍

重點 3
胃黏膜細胞
異常增生
導致

重點 1
**早期幾乎
無症狀**
常與一般胃病
混淆

※ 資料來源：衛生福利部

超前攔截，終結消化道早期癌

潛伏在胃裡的可怕敵人：幽門桿菌

在胃癌的危險因子中，最赫赫有名的就是胃幽門螺旋桿菌。胃幽門螺旋桿菌主要生長在胃部和十二指腸內，最早（1983 年）是由澳洲的 2 位醫師 Warren JR 及 Marshall BJ 發現。Warren JR 及 Marshall BJ 對胃幽門螺旋桿菌的研究改變了後世對胃潰瘍、十二指腸潰瘍及胃癌治療的觀念，他們 2 位因此於 2005 年獲頒諾貝爾醫學獎。

◀ 幽門螺旋桿菌的可怕 … ▶

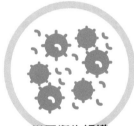

世界衛生組織
列為第一類致癌物

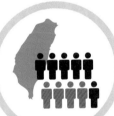

臺灣有 4 成民眾
曾感染幽門桿菌

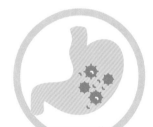

目前發現唯一
能在胃部（強酸環境）
存活的細菌

※ 資料來源：衛生福利部

胃酸都殺不死的致病細菌

胃幽門螺旋桿菌是一種生命力極強的細菌。胃酸使胃大部分時間呈現強酸狀態，一般的細菌是無法在胃裡存活太久，但胃幽門螺旋桿菌擁有特殊的生理機能，可以將胃內的尿素分解成氨以中和胃

酸，進而於胃裡存活下來。根據專業研究認為胃幽門螺旋桿菌與許多胃病（如慢性胃炎、消化性潰瘍、胃癌、胃上皮淋巴癌等）的發生有極大相關性，世界衛生組織在 1994 年，將胃幽門螺旋桿菌列為胃癌的第一級危險因素。

胃幽門螺旋桿菌的主要傳染途徑

幽門螺旋桿菌是經由糞口傳染，早期主要傳染途徑有汙染的水源、孩童時期地上爬行行為、老一輩口餵習慣等，現在則更該留意手部清潔，如公廁的門把、沖水把手、水龍頭等易殘留病菌，接觸後沒確實洗手就可能染菌。針對國內未曾接受除菌治療之民眾調查，約有 30 至 40 ％的人有胃幽門螺旋桿菌。曾有研究指出，小時候未被感染胃幽門螺旋桿菌，成年後就算碰到也不容易被感染，即使家庭成員或另一半是帶菌者。推測是因為成人免疫系統與消化系統較為健全等因素。

我有感染胃幽門螺旋桿菌嗎？

檢測是否有被感染胃幽門螺旋桿菌的方法，主要可以分為「侵入法」及「非侵入法」。侵入法乃透過上消化道內視鏡（胃鏡）取得胃黏膜檢體，進行快速尿素酶試驗或組織學檢查，來得知是否感染，另外也可以進行細菌培養，以了解其對於抗生素的抗藥性。非侵入法則包括糞便抗原測定法、碳 13 尿素呼氣試驗、血清抗體測定法等 3 種，適合用在沒有內視鏡設備的地方，例如衛生所或小型健檢中心通常會以非侵入法為主。

■ 糞便（抗原測定法）

　　就是利用酵素免疫分析法，偵測糞便中的幽門桿菌抗原，這個分類法很適合大規模篩檢，因為採集糞便相對簡易且安全。例如，連江縣、彰化縣及宜蘭縣等當地政府已將糞便抗原測定法列入健檢項目中，符合條件就能免費篩檢。一旦檢查結果呈陽性反應，立即轉介到醫院，安排進一步的胃鏡檢查，以排除潰瘍及胃癌的發生，同時也可以接受殺菌治療。

◀ 幽門螺旋桿菌檢驗盤 ▶

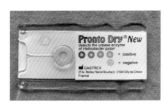

胃黏膜檢體檢驗盤
由胃鏡取得的胃黏膜檢體，放入檢驗盤內左邊大圓圈裡，藉由顏色變化判別是否有胃幽門桿菌感染。

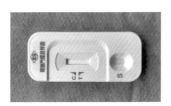

糞便抗原測定檢驗盤
將糞便加入緩衝液中，滴入S處。若 C 出現橫槓代表檢驗成功。若 T 出現橫槓代表檢測出胃幽門桿菌（無橫槓為陰性反應）。

■ 吹氣（碳 13 尿素呼氣試驗）

　　碳 13 尿素呼氣試驗在病人接受胃幽門螺旋桿菌治療後，最常用來確認是否殺菌成功，這是數種檢查法中較為方便且準確性高的方式。讓病患把含有碳 13 的尿素喝入後，胃幽門桿菌的尿素酶便可將

尿素轉變成氨和二氧化碳，接著測定病患呼氣的碳 13 量，就能檢驗胃幽門桿菌的存在。要注意的是，持續在吃抗潰瘍藥物（如氫離子幫浦阻斷劑）會使測試不準確，通常建議停藥 3 至 4 周後再測試。

■ 抽血（血清抗體測定法）

血清抗體測定法是透過抽血來測定血清中是否有胃幽門桿菌的抗體。若血液中存有抗體，不代表病人「當下」有幽門螺旋桿菌，可能是過去曾經感染或現在正在感染。臨床上，要使用血清抗體測定法來確認是否仍為帶菌者是較困難的，所以多是應用在健康檢查上。一般建議，如果檢查呈陽性反應，最好要搭配其他檢查來確診。

◀ 抓到幽門桿菌的 4 種檢查 ▶

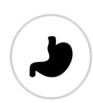

胃鏡
透過胃鏡取得胃黏膜，以尿素酶試驗或組織學檢查來得知是否有感染。另可做細菌培養以得知患者對抗生素的抗藥性。

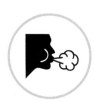

呼氣（碳 13 尿素呼氣試驗）
病患只需把含有碳 13 的尿素喝下後並吹氣就能測得結果。很常用在殺菌效果的驗證。

※ 持續吃抗潰瘍藥物（如氫離子幫浦阻斷劑）會影響測試結果，建議停藥 3 至 4 周後再做。

抽血（血清抗體測定法）
血液中存有抗體表示過去曾感染或現在正感染幽門螺旋桿菌，所以呈陽性反應最好要搭配其他檢查來確診。

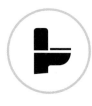

糞便（抗原測定法）
適合大規模篩檢，採集糞便相對簡易且安全。一旦檢查結果呈陽性反應，便會轉介到醫院，安排進一步的胃鏡檢查。

我沒有不舒服，也要殺菌嗎？

胃幽門螺旋桿菌會附著在胃部內壁上，進而長出菌落，菌落產生的化學物質，會引發免疫反應，使得細胞發炎或是癌化。感染者可能會有慢性胃炎、消化性潰瘍、缺鐵性貧血等表現。有感染胃幽門螺旋桿菌的人罹患胃癌的風險比無感染者高出 5.6 倍。國民健康署癌症登記資料顯示，胃癌患者中曾感染胃幽門螺旋桿菌的高達 9 成。所以無論有無症狀，都要接受胃幽門螺旋桿菌除菌治療，治療成功後可以降低 50 % 罹患胃癌的風險。一般情況，可以透過口服藥物進行殺菌治療，目前經藥物逐階段的殺菌後，殺菌成功率達 90 % 以上。

◂ 那些幽門螺旋桿菌引發的疾病 ▸

胃癌	慢性胃炎	消化性潰瘍	缺鐵性貧血
根據國民健康署癌症登記資料，有 90 % 的胃癌患者曾感染胃幽門螺旋桿菌	會伴隨胃痛（腹痛）、胃脹、打嗝、消化不良等症狀	會伴隨胃痛（腹痛）、嘔吐、出血等症狀	會有疲倦、虛弱、暈眩、呼吸急促、心跳加快、臉色蒼白等症狀

※ 資料來源：衛生福利部

4 種相關疾病或胃切除病史

　　以下要介紹的幾個疾病和病史，相較於沒有以下病史的人，這類人罹患胃癌的風險較高。因此更應該留意自身狀況，並依從專業建議，定期的追蹤與檢查，即使不一定有明顯的症狀出現。

曾經接受胃切除手術

　　早期治療胃潰瘍的藥物不發達，常有患者因胃潰瘍導致胃出血或胃穿孔，當潰瘍造成腸道破損太過嚴重，引發嚴重腹痛、大出血等併發症時，即須接受胃切除手術。其他像是胃腫瘤或縮胃手術等治療，都有可能接受到胃切除手術。當病人接受胃切除手術之後，很多人會膽汁逆流入胃，進而刺激胃腺、傷害胃黏膜，持續 15 至 20 年後，發生胃癌機率比同齡者高，因此現象而發生的胃癌稱為殘胃癌（gastric stump cancer）。一般建議曾接受過胃切除手術的人，在手術後 10 至 15 年開始，每年要進行 1 次胃鏡檢查。

慢性萎縮性胃炎

　　長期胃發炎會造成胃黏膜變薄、胃腺體萎縮的現象，這就是萎縮性胃炎。因為胃腺體萎縮後，胃酸分泌變少，胃黏膜容易產生細胞病變（腸上皮化生），增加胃癌發生的風險。胃幽門螺旋桿菌感染、年齡大是慢性萎縮性胃炎與黏膜腸上皮化生的主要族群，不過只要接受及時且有效的治療，萎縮性胃炎得到控制，就能避免惡化成癌症。一般來說，大部分的慢性萎縮性胃炎預後良好，僅少數會癌變。根據過

去研究發現，慢性萎縮性胃炎癌變率不超過 3 ％。但要小心的是，如果慢性萎縮性胃炎的病人，胃黏膜出現不典型增生，癌變機會就會明顯增加，從慢性萎縮性胃炎發展到癌症，從數年到數 10 年不等的時間。

缺乏維生素 B12 的惡性貧血

依據不同的潛在原因，分成很多類型，最常見的是缺鐵性貧血，惡性貧血則是缺乏維生素 B12 造成的。惡性貧血是因自體免疫疾病導致萎縮性胃炎，引發大球性貧血，造成的原因是胃壁細胞（parietal cell）遭受自體免疫抗體破壞，無法產生足夠的內在因子（intrinsic factor），以致維生素 B12 的吸收減少，使骨髓造血機能受損，進而貧血。這種抗體也會作用在胃體部黏膜細胞，使胃黏膜萎縮，同時破壞壁細胞，使胃酸分泌不足，易滋生細菌。持續惡化就易引起細胞變性而癌化。惡性貧血胃癌發生率高出一般人 7 倍，約 1 至 12 ％病人會發生胃癌。目前惡性貧血患者治療主要以補充維生素 B12 為主，有肌肉注射維生素 B12 及口服高劑量維他命 B12 等方式。

大於 2 公分的胃腺性瘜肉

在胃鏡檢查時，很多病人對自己有胃瘜肉感到意外。胃瘜肉是胃壁上的小瘤或黏膜長出的香菇狀贅物。在胃癌的致癌機轉裡，胃瘜肉並不像大腸瘜肉與癌症的關係密切，這也是為什麼做大腸鏡檢查發現瘜肉，會建議病人切除並送病理檢查的原因。絕大多數的胃瘜肉不會有惡性病變，但若胃腺性瘜肉大於 2 公分，其中 30 至 40 ％會有惡性變化，但胃部瘜肉的數量則與癌症發生率無無明顯相關。

4 種飲食不良習慣或相關身分

　　除了遺傳與老化的因素外，胃癌與「吃」的東西關係很密切。胃是食物消化的主要器官，過量鹽分（重鹹）或含硝酸鹽等重口味食物可能對胃部造成刺激、破壞胃黏膜，當然，烹調與製作的方式也要留意，才能遠離胃癌發生的危險因子。

遺傳：一等親內有胃癌家族史

　　基因遺傳是罹患胃癌的關鍵因素之一，尤其是年紀很輕就罹癌者，多半是屬於基因導致。家族一等親內有罹患胃癌的人，其得到胃癌的機會確實會比一般人多出 2 至 3 倍。通常會建議一等親屬罹患胃癌者，在 40 歲之後的健康檢查項目，定期加做胃鏡檢查，這也是世界胃癌發生大國日本目前的健康政策。

老化：50 歲後的罹胃癌率暴增

　　雖然近年來癌症有年輕化趨勢，但在年輕人身上，胃癌仍是相對不常見的疾病。根據統計，國內發生胃癌的年齡大約落在 40 至 60 歲之間（男性居多），年齡越大，越容易發生，在 50 歲之後罹病的比率更會急速增加，年輕的個案通常是遺傳基因的關係。研究指出，或許與萎縮性胃炎在老年人發生率較高有關。

食物：與吃關係最密切的癌症

　　飲食習慣與胃癌發生率息息相關。過量鹽分（重鹹）或含硝酸鹽的食物都是胃癌的誘發因子，如燻烤食物、燒烤肉類、鹹魚等鹽漬物，過期食品也很危險，尤其冰在冰箱很久才拿出來吃，胃癌發生率也高。及早杜絕錯誤的飲食習慣，才能有效遠離癌症的發生。

壞嗜好：菸酒不離口，癌症靠近中

　　香菸裡，含有多種的致癌物，不只容易引發肺部疾病，也會增加消化系統癌症發生的機會。酒精代謝後所產生後的物質，也具有致癌性。抽菸或喝酒不只會增加胃癌發生的風險，也可能會產生其他不同的癌症，所以有這 2 種壞習慣的人，還是趁早戒除，以免一直暴露在罹癌的風險中。

◀ 為什麼會得到胃癌？▶

為什麼會得胃癌？

1 幽門桿菌
胃癌病人 9 成曾經感染幽門桿菌

2 遺傳
一等親內有胃癌風險高出 2 至 3 倍

3 老化
50 歲後罹患胃癌的比例明顯加遽

4 不良飲食與嗜好
重口味飲食、菸酒不離手都是癌症的最愛

5 胃部疾患
曾做胃切除手術、慢性萎縮性胃炎、缺乏維生素 B12 的惡性貧血、大於 2 公分胃腺性瘜肉

聽說很多人一確診就是晚期？！

診斷胃癌的檢查項目

　　近年來，由於胃幽門螺旋桿菌的診斷及治療普及，明顯使得國人胃癌整體發生人數逐年下降，但對於「早期胃癌」的診斷率卻改善有限。很大的原因是胃癌臨床症狀差別很大，早期胃癌更是沒有明顯的症狀，些微的不適很可能就被當成一般腸胃疾病處理。

為什麼胃癌越早期發現越好？

　　很多時候，聽到身邊的人確診胃癌時，常常都已經走到晚期了，主要原因有兩個：❶ 早期胃癌症狀表現並不明顯、❷ 胃周圍有豐富的淋巴系統，淋巴轉移風險高，導致求診時早已錯失最佳治療時機，胃癌細胞往往已經擴散，轉移到淋巴結或其他器官，這種情況就屬於晚期胃癌了，這也是後續治療效果不佳與死亡率高的重要因素。

　　胃癌能提早在尚未淋巴結轉移前發現，不僅可以大幅提升治療成效，也有機會透過內視鏡（胃鏡）手術來治療。因為內視鏡透過口腔進入胃部施行手術，不會在體外形成傷口，病人不需承受傳統開腹手術（腹部 5 至 10 cm 的傷口）或腹腔鏡手術（腹部直徑約 0.5

cm 的小洞 3 至 4 個）的復原期的辛苦，不僅恢復快，承擔的風險也比較低。

用來診斷胃癌的方式

由於早期胃癌症狀並不明顯，只能從小地方留意，當然，如果本身是胃癌高風險族群或已經出現相關的警訊症狀（如慢性腹痛、體重減輕、其他腸胃道症 、不明原因貧血等），建議可以安排健康檢查。

方式 1

胃鏡檢查

觀察消化道黏膜的狀態，
最精準的篩檢方式。

※ 侵入性檢查，有禁忌症

方式 2

糞便試驗

透過消化道出血狀況，
間接得知病症初步警訊。

※ 非侵入性檢查，幾乎無禁忌症

⏐ 胃鏡檢查

胃鏡主要是觀察消化道表面變化，是診斷最精確的一種方式。胃鏡是用一根約食指粗細的檢查管，從口腔進入咽喉部，經過食道，到達胃部，最深可以到十二指腸的前段。胃鏡檢查管內含有兩個通道，包括可將檢查畫面投影到大螢幕，同步且清楚的觀察消化道結構的「光纖通道」，和可以深入不同器械，執行切片、打止血針、做氬氣電漿凝固術（APC）止血等醫療處置的「工作管道」。

臨床上做胃鏡前應謹慎準備的 7 種人

❶ 嚴重肺部疾病：哮喘、呼吸衰竭不能平臥等情況下，須待病人呼吸穩定後再執行。但若狀況緊急（如大量吐血、大量黑血便、異物卡住食道），則可以在緊急呼吸道插管治療後執行。

※ 如異物卡在食道，屬於較緊急狀況，如不及時取出，除吞嚥有障礙外，嚴重的病人，有食道破裂之風險，因此需用胃鏡將卡在食道的異物取出

❷ 嚴重心臟疾病：若病人有嚴重的心臟疾病，將有可能增加醫療意外事件的發生。例如，嚴重心律不整、急性心肌梗塞、嚴重心臟衰竭等，都可能因為照胃鏡造成病人更嚴重的不舒服，甚至危及生命安全。若必要會改以非侵入性的檢查，像是血管攝影術（找出腸胃道出血點與止血）、核醫腸胃道出血掃描（找出血點）、上消化道攝影（喝顯影劑後去照 X 光）等取代。

❸ 嚴重高血壓：由於照胃鏡的過程很容易使受測者緊張，若血壓因此飆高，不僅會造成其他不適，容易造成腦出血或心臟異常事件的發生，增加醫療意外事件的發生率。建議將血壓控制穩定再執行。這種患者也不太適合做無痛胃鏡，因為無痛內視鏡需要麻醉本來就有風險。一般會視情況使用非侵入性的檢查（詳如❷所述）

❹ **精神病且意識明顯障礙不能合作者**：主要是曾發生過不能配合之病人。做胃鏡若病人激烈抵抗，容易造成病人身體損傷或胃鏡管斷裂等意外。因此有精神病及意識混亂不能合作的病人。若緊急狀況下，可先給予適當的鎮靜藥物再執行。

❺ **食道、胃、十二指腸急性穿孔**：在消化道穿孔的狀況下做胃鏡，將會讓更多氣體漏至消化道外，造成各種併發症，最嚴重會造成休克，甚至死亡。一般會根據病人症狀來判斷，如嚴重腹痛、大量黑血便、嚴重腹脹等，就要注意是否有腸胃道急性穿孔情形，再來可藉由斷層掃描查看有無腸道外氣體產生，以進一步做確認。

❻ **急重症咽喉部位疾患胃鏡不能插入者**：因為胃鏡檢查需經過咽喉部，再進入食道、胃部，因此有急性咽喉部疾病（例如嚴重的急性咽炎、咽喉膿瘍）或咽喉部腫瘤等病人，進行胃鏡檢查時要格外小心。

❼ **腐蝕性食道損傷的急性期**：當有喝強酸強鹼液體（如濃藥、清潔劑）等，要在 24 小時內做胃鏡評估損傷狀況，超過 24 小時則不建議做，因為此時食道急性發炎，會變得水腫、脆弱、易出血，此時進行胃鏡檢查，會增加食道穿孔的風險。

2 糞便試驗

糞便試驗屬於非侵入性的檢查，因此幾乎無相關禁忌症，且沒有年齡限制，檢查方式相對方便與安全。如糞便運鐵蛋白試驗結果呈陽性反應，代表食道、胃、小腸前半部有微出血的情形，應留意是否為胃部或其他器官疾病所導致，故建議務必到肝膽腸胃內科做進一步的檢查。雖然糞便試驗無法直接區分是什麼病症，但非常適合做為初步警訊。

現代糞便檢查分析技術相當進步，可以判斷微出血的位置是在上消化道（食道、胃、小腸前半部）或下消化道（小腸後半、大腸）。糞便潛血陽性多半偏向下消化道微出血，糞便運鐵蛋白陽性則偏向上消化道微出血。糞便運鐵蛋白陽性最常見的 4 個原因是消化性潰瘍、糜爛性胃炎、食道或胃靜脈瘤、食道胃接合處黏膜撕裂，在所有能發現明確病變的上消化道出血疾病中，以上疾病占 90 % 以上，其他如胃癌、瘜肉是較少見的原因。

3-3

最重要也最準確的篩檢工具

讀懂早期胃癌的胃鏡報告

　　在診斷早期胃癌方面，最重要及準確性最高的檢查，就是胃鏡檢查。內視鏡醫師可以利用不同的光學原理、放大（倍率）內視鏡觀察、噴灑特殊醫用染劑等方法，提高早期胃癌的診斷率及正確率。臨床上，若病人主訴任何腹部不適症狀，且懷疑有胃、十二指腸之病灶，在病人無相關做胃鏡的禁忌症前提下，通常也會建議患者接受詳細內視鏡檢查，如胃鏡加上切片檢查。

什麼是「早期胃癌」？

　　胃壁由內而外分成黏膜層、黏膜下層、肌層、漿膜層。根據 1962 年日本消化內視鏡學會研究發現，當癌細胞只侵犯到胃壁黏膜層或黏膜下層時，癌細胞跑到淋巴結（淋巴結轉移）機會小於 10 %，稱之為「早期胃癌」，是屬於治療效果比較好的階段。

早期胃癌的類型

　　早期胃癌會根據外觀分為 3 個類型，分別是隆起型腫瘤、表面型腫瘤、凹陷型腫瘤或混合上述外觀型態的混合型腫瘤。

值得注意的是，外觀型態與腫瘤的大小並沒有關聯性，無論是哪一個類型的早期胃癌，大小都沒有一個定數，可以很小，也可以很大，有的甚至會大到超過 10 公分。表淺性腫瘤可在根據巴黎分類法（The Paris classification of superficial neoplastic lesions in the digestive tract）再細分，不同型態腫瘤，代表侵犯深度不同。根據過去統計研究，當腫瘤侵犯到黏膜下層時，淋巴結轉移機會將大大提高，以 IIa+c（大多些微隆起，小部分些微凹陷）有高達 65 ％ 侵犯到黏膜下層。

◂ 巴黎分類法 ▸

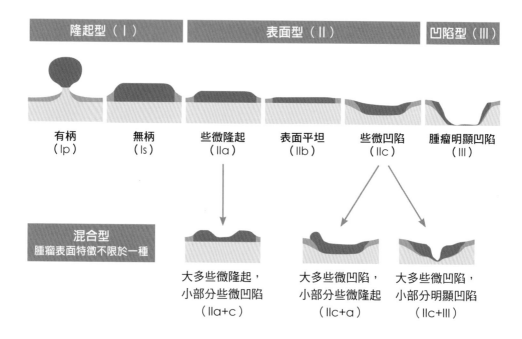

隆起型（I）　　　　　　　表面型（II）　　　　　　　凹陷型（III）

有柄　　　　無柄　　　些微隆起　　表面平坦　　些微凹陷　　腫瘤明顯凹陷
（Ip）　　　（Is）　　　（IIa）　　　（IIb）　　　（IIc）　　　（III）

混合型
腫瘤表面特徵不限於一種

大多些微隆起，
小部分些微凹陷
（IIa+c）

大多些微凹陷，
小部分些微隆起
（IIc+a）

大多些微凹陷，
小部分明顯凹陷
（IIc+III）

早期胃癌的診斷

目前常用早期胃癌診斷主要是依據日本八尾建史（Kenshi Yao）教授的 VS 分型，通常從腫瘤邊界（demarcation line，DL）、微小血管結構（microvascular）及表面細微結構（microsurface）來進行早期胃癌診斷。首先會藉由胃鏡觀察胃壁表面，並於發現可疑病變時使用特殊光學與放大內視鏡，進一步觀察病變是否有明顯的腫瘤邊界。若無，則可能不是早期胃癌，若有，就會評估有無不規則微小血管結構或不規則表面細微結構，這是早期胃癌的特徵。

‹ **早期胃癌的分型** ›

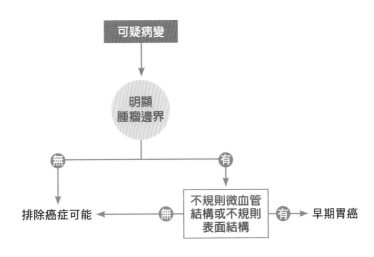

※ 根據八尾建史（Kenshi Yao）教授的 VS 分型，利用
窄頻光波內視鏡與放大內視鏡的簡單診斷法則。

■腫瘤邊界

對於胃鏡下的可疑病灶，試著去尋找異常黏膜與正常黏膜之間的邊界，是判斷早期胃癌與非癌症的第一步，若無發現明顯的腫瘤邊界（demarcation line），則比較可能是其他的良性疾病（如胃發炎等）所導致的異常。

腫瘤邊界指的是病變處最靠近外圍正常黏膜的界線，這可以透過特殊光學加放大內視鏡來觀察，不管是微小血管結構或表面細微結構，邊界內的病灶範圍通常較不規則（混亂），邊界外由於屬於正常胃黏膜細胞，其結構與排列則較為規則。

■腫瘤表面的微小血管結構及表面細微結構

若可疑病灶與背景黏膜（即正常黏膜細胞）間存在明顯的邊界線（腫瘤邊界），就要進一步觀察微小血管結構（microvascular，MV）或表面細微結構（microsurface，MS）的型態。

正常黏膜的微小血管結構其大小粗細一致，排列呈規則，分布也是呈均勻，而表面細微結構除了排列規則、分布均勻外，隱窩上皮可呈一致的圓形、橢圓形、或管狀。不論是微小血管結構或表面細微結構，輕微不規則型態可能處於正常細胞開始病變、逐漸癌化的階段，嚴重不規則則代表腫瘤往深處侵犯的可能性提高。

■ 組織型態預測

根據病變處內部的血管的型態，可以進一步預測胃癌的分化程度。若血管呈現細微網狀型態（network pattern），則多屬於分化較好的腺癌，可以考慮使用內視鏡手術做切除治療。若呈現螺旋狀型態（corkscrew pattern），則多屬於未分化的腺癌，由於淋巴轉移的機會提高，使用內視鏡手術可能無法完整切除，故建議要進行開腹手術或腹腔鏡手術做治療。

◀ 正常黏膜與病灶黏膜的腫瘤邊界 ▶

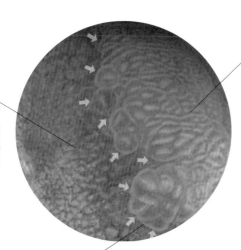

正常黏膜
微小血管結構其大小粗細一致，排列規則，分布均勻。表面細微結構隱窩上皮呈一致圓形、橢圓形或管狀。

病灶黏膜
表面細微結構消失只看到變異（呈樹枝狀）的血管，微小血管結構與表面細微結構不規則（混亂）

腫瘤邊界
可見內視鏡下正常黏膜與可疑病灶的腫瘤邊界非常明顯。

※ 圖片來源：Clinical Gastrointestinal Endoscopy, 3rd Edition 2019

如何提高早期胃癌診斷率？

日本是全世界胃癌發生最多的國家之一，因此從很早開始便投入很多努力在精進胃癌的診斷及治療，日本醫界透過長期研究發現，在早期胃癌的階段，腫瘤表面黏膜的微小血管結構（microvascular）及表面細微結構（microsurface）已經悄悄地出現變化，但在一般傳統胃鏡（白色光源）的照射下卻很難看出來。為了改善這種情況，逐漸發展出影像強化內視鏡（IEE）。

早期病灶容易與良性疾病混淆

早期胃癌診斷難度高的主要原因除了症狀不明顯外，還有其病灶大多只有些微的凹陷、突起或不平整，用一般傳統胃鏡（白色光源）觀察僅會有輕微偏紅或偏白現象。

當正常細胞有發炎情形或開始病變時，表面顏色都可能改變，偏紅可能是發炎充血、出血或病變造成的表面血管密度增加，偏白可能有微纖維化或病變造成表面失去正常微小血管結構或表面細微結構等，在沒有其他影像的輔助下很容易被忽略掉。影像強化內視鏡技術的推出，能大幅避免「錯過」早期胃癌的情形，讓內視鏡醫師在早期胃癌的診斷上，進入一個新的里程碑。

強化影像讓癌細胞看得更清楚

胃鏡搭配各種輔助工具，強化早期胃癌的診斷。為了提升診斷率，在一般傳統胃鏡（白色光源）的檢查時，醫師會刻意留意早期胃癌所表現出的不正常黏膜病變，包括 表面結構改變（些微突起或凹陷）、 邊緣不規則、 顏色改變（特別白或特別紅）、 自發性出血或異常反光（暗示表面不平整），並合併使用染色內視鏡（Chromoendoscopy）找出病灶，再用特殊光學加放大內視鏡（ME），針對病灶做更仔細深入的觀察，尋求最具代表性（即細胞癌化較明顯）的區域做切片病理檢查。由於凸顯並強化早期胃癌腫瘤在黏膜表面微小血管結構及表面細微結構的影像，有助提高診斷率。

本篇章作者

>>> 卓庭毅

專精於消化道早期癌（食道、胃及大腸）內視鏡治療。 曾於日本東京癌症病院、大阪國際癌症中心、埼玉大學附設病院及大阪近畿大學附設病院進修早期癌內視鏡治療術。

現職

■ 臺北市立萬芳醫院消化內科主治醫師

專長

一般內科、消化道疾病、早期消化道癌症（食道癌、胃癌及大腸癌）診斷兼治療、內視鏡黏膜下剝離術、內視鏡食道射頻燒灼術

【 治療早期胃癌 】

4 標注切凝的
黏膜下剝離術

早期胃癌和晚期胃癌兩者間除了預後情況大相逕庭外，另一個重點是早期胃癌是有機會透過內視鏡微創治療達到器官保留、根除惡性腫瘤的。整個消化道的癌細胞都是從黏膜層逐漸往更深層的結構侵犯，侵犯的深度與疾病的預後、治療的方式息息相關。早期胃癌是指惡性腫瘤細胞侷限在黏膜層或黏膜下層，其淋巴遠端轉移機率相對低。

評估手術方式的 2 個關鍵

早期胃癌微創手術就能治療？

在內視鏡治療技術還未成熟的時代，常見內視鏡手術只有做瘜肉切除術或黏膜切除術等小範圍病灶的處理。幾乎所有的早期胃癌，都需要透過外科手術（剖腹）的方式來治療。隨著內視鏡治療技術的進步，早期胃癌是有很大的機會透過體外無傷口的內視鏡微創手術來治療的。日本率先於 2000 年初發展出新的內視鏡腫瘤切除術，稱為「內視鏡黏膜下剝離術（Endoscopic Submucosal Dissection，ESD）」，目前國內在早期胃癌的治療上也有應用。

內視鏡診斷與病理化驗相輔相成

案例

63 歲，男性，於健康檢查時透過胃鏡發現有別於一般的表淺性潰瘍，經切片取樣診斷為黏膜癌前病變。此病灶位於幽門，大小約 3 公分，經仔細評估後適合以內視鏡黏膜下剝離術治療。手術順利且無併發症發生，經病理診斷之報告顯示為胃癌第 1 期，且切除下來的病灶邊緣皆無癌細胞殘留，代表已完整切除，病人於術後一周就恢復正常飲食。

　　55歲，男性，在例行性健康檢查時，在內視鏡下觀察到 1 個極不顯眼的微小凹陷在胃體部的後壁，經內視鏡切片後確診是低度分化的細胞病變。雖然病人無胃部不適，但腸胃科醫師不敢大意，要求病人 3 個月後再做一次內視鏡檢查。雖 3 個月後病灶沒有顯著變大或變深，但第 2 次切片病理化驗結果為高度分化的細胞病變，即是癌前病變。病人經轉介選擇內視鏡黏膜下剝離術，將病灶完整的切除。

　　臨床醫療充滿不確定性因素。以早期胃癌為例，胃黏膜細胞通常是由低分化病變，發展成高分化病變，最後才變成癌症。在演變的過程中，這 3 種不同階段的細胞病變是可以同時存在一個病兆上，各位置的病程發展也不一樣。若把病灶想像成一個同心圓，假設中心點是病變時間最長的地方，最可能率先出現癌化，離心的部分由於病變時間短，或許還處於低度分化或高度分化的病變。

胃癌是這樣來的！

　　胃癌的「演變史」普遍是從胃黏膜反覆發炎開始，然後出現胃黏膜腸分化，接著從低度分化病變細胞變成高度分化病變細胞，最後變成癌症。低度分化要走到成高度分化的關鍵在於基因突變的累積，當促癌因子變多、抑癌因子變少就會往癌症發展。低度分化的病變細胞像停在車庫、準備發動的車子，高度分化的病變細胞是排

隊等著上高速公路的車子，上了高速公路就成了癌細胞，至於高速公路上的車子會跑多快，還是要看癌細胞本身的特質，有些慢慢來，有些快到難以招架。我們可以做的是，盡可能剔除排隊上路中的病變細胞。

為什麼切片可能會失準？

　　以上 2 個案例有 3 個共通點，包括 ❶ 都是沒有症狀的早期胃癌或癌前病變、❷ 以內視鏡切片採樣有失準的機率，唯有完全切除評估才會得到更完整的病理診斷、❸ 病人術後皆能快速地恢復，而不影響生活品質。當內視鏡發現一個疑似病灶，經內視鏡切片採樣為低分化病變時，病理化驗就無法呈現出該病灶最嚴重的程度，造成判斷上的失準。因此當內視鏡診斷與病理報告有出入時，應積極以內視鏡追蹤或將整個病灶完成切除後二次化驗，才能將切片失準的風險降到最低。

◀ 只針對部分切片的侷限性風險 ▶

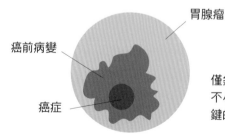

胃腺瘤

癌前病變

癌症

僅針對某處或某幾處做切片，很可能不小心就錯過「重點」，也就是最關鍵的癌症，這會造成判斷失準。

進行內視鏡手術的 2 個考量

當醫師透過上消化道內視鏡發現可疑病灶，經切片確認後，不論是癌前病變或確定為癌症，都會進一步評估是否適用內視鏡黏膜下剝離術，其主要會考量以下 2 大因素，包括 ❶ 是否有淋巴轉移的風險、❷ 現有技術是否能夠達到完全切除。其中後者尤其重要，因為黏膜下剝離術的終極目標就是完整移除病灶，以避免癌細胞殘留造成後續追蹤治療的困境。

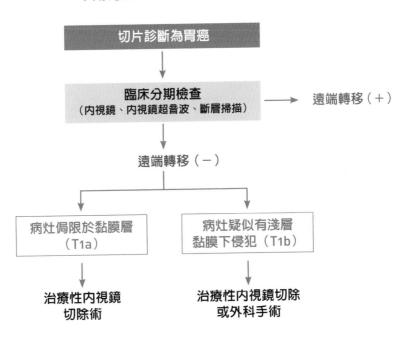

◀ 早期胃癌手術治療評估流程 ▶

淋巴轉移風險

黏膜腫瘤於不同深度的侵犯與預後息息相關，其主要因素就是「淋巴遠端轉移風險」。根據日本研究顯示，黏膜腫瘤侵犯侷限於黏膜層或黏膜下淺層時，淋巴轉移風險是非常低的，故使用內視鏡黏膜剝除術局部將腫瘤切除，跟透過外科手術來治療效果相仿，幾乎都能達到完整切除的效果。

但就生活品質而言，內視鏡手術可以保留既有器官和維持原先功能，術後可以快速恢復正常飲食與生活。外科手術則需要一段時間來復原，可能需要花上至少數周才能恢復正常食量，另外還得面臨手術傷口、吻合處等潛在併發症的問題。目前臨床評估是否有淋巴轉移風險仍需要依賴進階的影像學，如斷層掃描、核磁共振或內視鏡超音波來評估。

完全切除成功率

內視鏡黏膜下剝離術發展至今已經快要 20 年了，技術可以說是已經非常的純熟。至於早期胃癌能否透過內視鏡黏膜下剝離術來達到完全切除，則有 2 個重要的關鍵因素，包括 ❶ 腫瘤細胞分化型態、❷ 腫瘤的大小與位置。

■腫瘤細胞分化型態

胃癌在細胞型態上大致分為腸分化型（Intestinal type）與瀰漫型（Diffuse type），兩者之間的差異如表。腸分化型實際所侵犯的面積與內視鏡下所觀察的結果差異較小，故以目測方式便足以判定腫瘤侵犯的範圍。瀰漫型是進展快速且相當狡猾的腫瘤型態，實際侵犯面積與內視鏡下所觀察的結果差異甚大，且瀰漫型胃癌在確診時，往往都已經是晚期了。

胃癌腫瘤細胞分化型態

項目	腸分化型胃癌	瀰漫型胃癌
主要因素或病史	環境因子影響較多。常伴隨萎縮性胃炎或胃黏膜腸分化	家族史因子影響較大。又以 A 型血型罹患率較高
性別	女性＜男性	女性＞男性
好發年紀	好發率隨著年紀增加	好發年齡較輕
病理特徵	多為腺體癌化之細胞	多為分化不良之癌細胞
遠端轉移途徑	多為血行性	多經由淋巴系統或經全層侵犯
內視鏡觀察與預後	在內視鏡下特徵較為明顯（容易察覺），預後較好	內視鏡下不明顯（比較難發現），預後較差
診斷時的臨床階段	被診斷時，各臨床分期都有	被診斷時，多為晚期階段

■腫瘤的大小與位置

　　腫瘤的大小與腫瘤生長的位置，也是使用內視鏡黏膜下剝離術與否，非常重要的考量。因為胃的結構、腫瘤生長位置的不同，執行內視鏡黏膜下剝離術會有不同的難易度。一般來說，腫瘤長在胃的竇部與胃體部之小彎的位置，手術執行起來相對簡單，在胃體部之大彎與胃角位置次之，執行起來最困難的地方是胃底部。當然醫師的經驗也是很重要的因素，經驗夠豐富，即便是不好處理的位置，也能迎刃而解。

◀ 內視鏡黏膜下剝離術難易度 ▶

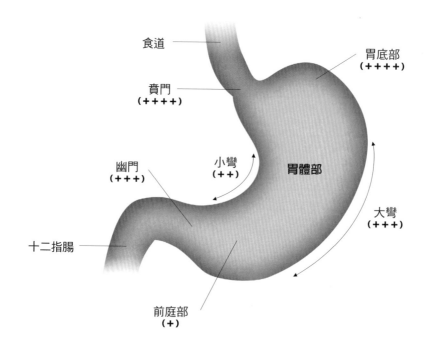

食道

胃底部
（＋＋＋＋）

賁門
（＋＋＋＋）

幽門
（＋＋＋）

小彎
（＋＋）

胃體部

大彎
（＋＋＋）

十二指腸

前庭部
（＋）

4-2

最小的破壞，最大的治療效果！

內視鏡黏膜下剝離術（ESD）

　　內視鏡黏膜下剝離術是以最小的破壞達到最大的治療效果為原則，讓病人有很大的機會可以在根除癌症的同時，保留完整的消化道器官與功能，讓生活品質不受影響，堪稱 21 世紀內視鏡治療術的大躍進。當然，內視鏡手術也是手術的一種，術前準備與術後照護都不可少。

內黏膜下剝離的適應症

腫瘤型態	黏膜腫瘤 T1a （未有黏膜下侵犯之證據）			
	未合併潰瘍		合併潰瘍	
分化型態	≦ 2 公分	＞ 2 公分	≦ 3 公分	＞ 3 公分
分化型胃腺癌	建議內視鏡切除	建議內視鏡切除	建議內視鏡切除	建議外科手術
分化不良型胃腺癌	建議內視鏡切除	建議外科手術	建議外科手術	建議外科手術

術前的準備工作

　　內視鏡黏膜下剝離術可以更精準的方式大範圍切除黏膜腫瘤，以達到腫瘤完全切除（en bloc resection）。無論是癌前病變或已確診為胃癌，做內視鏡腫瘤切除前皆需經過謹慎的評估與妥善的準備。

住院與修復期間的評估

　　內視鏡黏膜下腫瘤切除需要住院治療，術後有無併發症會影響住院總天數，一般住院天數多為 5 至 6 天。以胃癌黏膜腫瘤切除為例，手術前 1 天就要住院準備，第 2 天才會進行內視鏡手術。術後依實際情況須要禁食 1 至 2 天，若順利第 3 天或第 4 天就能開始進食。進食要先以清流質食物（完全無渣的清澈液體）為主，再來依序是半流質食物（稍微咀嚼就能吞嚥）與溫和飲食，進食後如無不適，就可以出院回家休養。出院後仍建議維持溫和飲食至少 1 周。

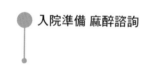

入院準備 麻醉諮詢

DAY 1　　**DAY 2**

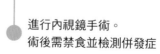

進行內視鏡手術。
術後需禁食並檢測併發症

停用抗凝血劑與抗血小板藥物

　　內視鏡黏膜下剝離術雖然屬於微創手術，仍是有併發症的風險。胃黏膜下層藏有豐富的血管，因此最常見的併發症就是出血。無論是術中出血或術後出血的機率都比其他消化道部位來得容易。如病患無特殊禁忌，會建議停止服用抗凝血劑與抗血小板製劑，以降低出血的風險。

　　醫師會依據病患的情況，來衡量停藥風險（心血管疾病風險）與不停藥風險（術中或術後出血），並囑咐須停用藥物的時間。依藥物機轉的不同，停藥時間也會不同，通常是抗血小板需停5至7天，抗凝血劑則是 2 至 3 天。若有無法配合之情況，如有心血管疾病或近期心臟剛放完支架等，持續服用抗血小板藥物的必要性高，就需要跟心臟科醫師討論。

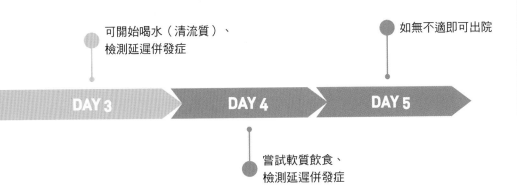

可開始喝水（清流質）、檢測延遲併發症

如無不適即可出院

DAY 3　　**DAY 4**　　**DAY 5**

嘗試軟質飲食、檢測延遲併發症

麻醉評估

內視鏡黏膜下剝離術相較於一般診斷內視鏡而言，屬於時間非常冗長（可能長達數個小時）且不舒服的治療過程，所以麻醉幾乎是必要選項。絕大部分病人都會以靜脈鎮靜麻醉，僅少數特殊狀況會以氣管插管麻醉。

麻醉方式多是由麻醉科醫師會視病人情況而決定，在沒有心臟或呼吸道疾病的前提下，靜脈麻醉安全性是足夠的，但若有維持呼吸道通暢的疑慮，插管麻醉通常會視優先選擇。安全起見，在手術的前一天，會與病人進行麻醉術前照會，解說麻醉流程、麻醉相關問題、確立麻醉計畫和完成麻醉說明同意書等，讓病人或家屬充分了解，以減輕病患焦慮，確保過程安全性。

靜脈鎮靜麻醉 vs. 氣管插管麻醉

比較項目　　　　麻醉方式	靜脈麻醉（IVG）	插管麻醉（ETGA）
麻醉深度掌控難易度	難度較高	難度較低
呼吸道保護	無	有
呼吸器相關併發症	無	有風險
麻醉後噁心嘔吐	較低	較高

如何進行內視鏡黏膜下剝離術？

內視鏡黏膜下剝離術透過內視鏡執行，不僅少了外科手術後剖腹傷口感染或照護問題、減少術後發生沾黏的機率，也能保留器官的完整性，幾乎不會影響原有的生理功能。手術過程內視鏡專科醫師利用進入胃部的內視鏡，運用特殊設計的精密電刀來切除黏膜上的病灶。

內視鏡黏膜下剝離術 vs. 外科手術

比較項目　　　　　　手術方式	內視鏡黏膜下剝離術	外科手術
手術時間	較短（平均 1 至 2 小時）	較長
術後進食時間	短（1 天）	較長（3-5 天）
生活品質	絕大部分不受影響	術後需 2 至 3 周時間適應
疾病復發率	較高	較低
淋巴結清除	無	有
年存活率	兩者相仿	兩者相仿
手術麻醉方式	靜脈麻醉或插管麻醉	插管麻醉

手術過程必經的 4 個步驟

胃部的內視鏡黏膜下剝離術，大致上會透過內視鏡的輔助，做到以下 4 個動作，包括標、注、切、凝。

■步驟 1：標

標指的是「標記」，經內視鏡觀察後，便在黏膜腫瘤水平範圍的外面做標記，做為切除動線指引功能。

■步驟 2：注

注指「在黏膜下注射藥物」，此步驟是黏膜下剝離術重要的一環，注射藥物之後，黏膜下層會增厚隆起，形成一個安全範圍，避免進行電燒切除時傷到肌肉層。

■步驟 3：切

切指「切除病灶黏膜」，即依標記規劃動線進行電燒切割直到黏膜皮瓣（mucosal flap）形成，再將內視鏡鑽入黏膜下，進行剝離術。

■步驟 4：凝

凝指「止血」，這是在切割過程遇到各種出血情況時的必要措施，醫師將會視情況透過不同電燒設定做有效的止血。

執行內視鏡黏膜下剝離術的治療過程中，除了「標」以外，會不斷地重複進行「注」「切」「凝」等 3 個動作，直到將整個黏膜腫瘤完整切除為止。內視鏡黏膜下剝離術的手術時間可長可短，通常會因為腫瘤大小、生長位置、併發症等個案差異而影響，少則 30 分鐘結束，多可能至數個小時不等。

◀ 內視鏡黏膜下剝離術示意圖 ▶

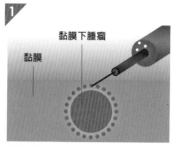

1

黏膜下腫瘤

黏膜

在腫瘤水平範圍外標記，做為
切除動線指引

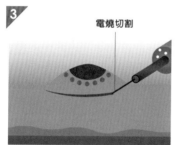

2

注射藥物

注射藥物使黏膜下層隆起，形
成切除安全範圍

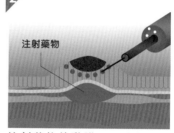

3

電燒切割

依規劃動線進行黏膜層的電燒
切割

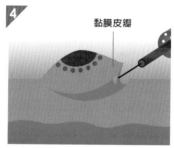

4

黏膜皮瓣

繼續切割至形成黏膜皮瓣
（mucosal flap）

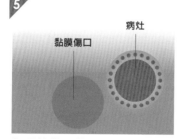

5

病灶

黏膜傷口

內視鏡鑽入黏膜下並進行剝離
術，移除病灶

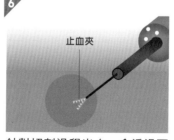

6

止血夾

針對切割過程出血，會透過不
同電燒設定做有效止血

2 個可能發生的術中併發症

簡單來說，內視鏡黏膜下剝離術像是削水果皮，把病變範圍的細胞切除，切除後正常細胞會在該處再生。雖然相較於外科手術，內視鏡黏膜下剝離術對器官的破壞程度低，但手術過程中仍可能發生併發症，包括胃出血與胃穿孔。

■ 胃出血

與消化道其他器官相比，胃黏膜下層的血管支配更為豐富，在胃部進行內視鏡黏膜下剝離術常見的併發症之一就是出血，術中出血或術後發生出血（延遲性出血）的機率都要比其他消化道部位來得高，其中又以腫瘤位置接近胃底部（胃的上半部），或患者本身有肝硬化、慢性腎病、心血管疾病，或曾有服用抗凝血劑與抗血小板等藥物，較容易發生胃出血的情況。雖然術中出血機率高（幾乎每一例都會發生），但當下做止血處理都能達到效果，絕大部分的術後出血也可以用內視鏡的方式的止血。

■ 胃穿孔

雖然手術一開始就會透過黏膜下注射藥物使黏膜下層增厚，以期減少破壞肌肉層而造成胃穿孔，但仍然有 1 至 5% 的風險會發生胃穿孔的情形，又以年紀大、男性機率較高。此外，腫瘤越大、腫瘤侵犯較深層或黏膜下層有纖維化等，都會提高胃穿孔的風險。可以放心的是，大部分與內視鏡黏膜下剝離術有關的胃穿孔都很小，通

常利用止血夾就能將穿孔部分做縫合，只有極少數情況下所形成的穿孔，需要外科手術來縫合，例如穿孔使胃內容物流到腹腔而導致腹膜炎、穿孔過大超過內視鏡可縫合的範圍或延遲性穿孔。

術後的照護與調養

由於內視鏡黏膜下剝離術後 24 至 48 小時是發生併發症機率最高的時期，所以就算沒有立即性併發症（即術後恢復醒來，馬上急性腹痛、噁心、吐血、血壓心跳不穩定等可能是併發胃穿孔或出血的症狀），仍須禁食 24 至 48 小時，才可以開始進食流質食物。進食後，若無出現腹部不適且沒有解黑便等情形，病人就可以出院了，一般平均術後約住院 3 至 5 天。由於黏膜下剝離術後會產生潰瘍傷口，出院後，必須持續服用潰瘍藥約 4 至 8 周。

常見的術後併發症

內視鏡黏膜下剝離術後常見的併發症包括延遲性出血及延遲性穿孔，以上皆容易在術後 24 至 48 小時發生。另外，則有少部分的病人會在黏膜下剝離術後，出現經黏膜下剝離術後症候群。不過，絕大部分的情形都能透過內視鏡手術、外科手術或藥物（輸液）來改善。

■ 延遲性出血

相較於食道與大腸的內視鏡黏膜下剝離術，胃部的延遲性出血發生機率高出許多，約 3 至 5% 不等，其高危險群與年齡無關，反而

是有肝硬化、慢性腎病、心血管疾病等患者要格外留意，若過去有服用抗凝血劑或抗血小板的人，機率還會略微提升。另外，腫瘤較大（大於 3 公分）、腫瘤位於胃小彎處等，也是併發延遲性出血的主要族群。延遲性出血發生的時間點包括術後 24 小時內或開始恢復進食後。如有解鮮血便、黑便，或透過血液檢查有貧血等相關臨床症狀，需要盡速安排內視鏡探查。值得放心的是，絕大部分的延遲性出血可以用內視鏡的方式止血。

■ 延遲性穿孔

胃的黏膜下剝離術後之延遲性穿孔的發生率約 0.5%，低於大腸腸道的黏膜下剝離術（發生率約 1.5%）。延遲性穿孔的臨床症狀表現除了有急性腹痛、發燒、噁心、嘔吐外，血液檢查常有白血球升高、發炎指數升高等情形。輔以 X 光或斷層掃描等影像評估，就能得知有無延遲性穿孔發生。延遲性胃穿孔的處理，往往需要進行外科手術治療。

■ 經黏膜下剝離術後症候群

有少部分病人術後雖然出現延遲性穿孔的臨床症狀，但影像評估卻未有穿孔的情形，這時很可能就是「經黏膜下剝離術後症候群」。這是因為手術過程透過電燒機重複進行「切」與「凝」來將黏膜腫瘤切除，特別在「凝」的時候，很可能會把熱能向下傳導到肌肉層或漿膜層，造成肌肉層或漿膜層的發炎。但不用太過擔心，如經評估未有穿孔情形，只要禁食、輸液及抗生素治療數日，症狀就會緩解。

黏膜下剝離術後常見併發症

項目	延遲性出血	延遲性穿孔	經黏膜下剝離術後症候群
發生率	3 至 5%	小於 0.5%	4 至 5%
臨床症狀	鮮血便或黑便	急性腹痛、發燒、噁心、嘔吐	急性腹痛、發燒、噁心、嘔吐
血液檢查	貧血	白血球升高、發炎指數升高	白血球升高、發炎指數升高
影像學評估	―	以 X 光或斷層掃描檢查有穿孔證據	以 X 光或斷層掃描檢查沒有穿孔證據

病理結果與後續追蹤

內視鏡黏膜下剝離術後，會將完整切除下來的黏膜腫瘤病灶送至病理科做進一步的化驗，以確定病變的程度等。即使達到完整黏膜腫瘤切除，病患仍需配合醫囑回診追蹤。一般建議治療後 6 個月內做一次高品質的胃黏膜觀察，醫生也會依照不同情況，給予定期追蹤檢查的建議與評估。此外，生活中要自主管控接觸胃癌危險因子，包括幽門螺旋桿菌的清除、戒菸和減少食用醃製品等。

至於早期胃癌是否有達到內視鏡完整切除乾淨，會透過 4 個病理要素來評估，包括 ❶ 細胞分化型態、❷ 黏膜腫瘤侵犯深度、❸ 水平邊緣和垂直邊緣的癌細胞殘留、❹ 淋巴血管的侵犯，以上 4 項中

（除水平邊緣殘留外）的某一項呈陽性，即有淋巴轉移之風險（指癌細胞可能擴散到其他地方），就得考量追加外科手術。

■ 細胞分化型態

　　胃癌細胞依分化型態大致分為分化型胃癌（Differentiated type, intestinal type）與分化不良或非分化型胃癌（poorly differentiated type, scirrhous type），雖然同是胃癌，但臨床表現完全不同。分化型胃癌進展較慢，且在內視鏡下容易在早期就被偵測到，預後相對好。分化不良型或非分化型的胃癌則進展快速，且大部分分化不良癌細胞在黏膜表層只有一點點病灶，卻會沿著內視鏡難以偵測的黏膜下層以水平方向擴散，以致發現時預後通常比較差。多數專家認為分化不良型或非分化型的胃癌病灶有合併潰瘍，其淋巴血管轉移風險高，光靠內視鏡手術要完全切除的機率低，故建議追加外科手術。

■ 黏膜腫瘤侵犯深度

　　腫瘤侵犯的深度與淋巴血管轉移的風險息息相關。如果腫瘤只有侵犯黏膜層或黏膜下層淺層，其淋巴血管轉移機率小於1%。反之，如果腫瘤已侵犯黏膜下層中段或下段的位置，其淋巴血管轉移機率會攀升至20%，故多半建議腫瘤已侵犯黏膜下層中段或下段的情況，要追加外科手術治療。

■ 水平邊緣和垂直邊緣的癌細胞殘留

　　腫瘤透過內視鏡切除後，經病理化驗可得知樣本的水平邊緣或垂直邊緣是否有癌細胞。如果有癌細胞殘留在樣本的邊緣，不論是水平邊緣或垂直邊緣，都表示病灶未切除乾淨，這種情況稱為邊緣陽性（margin positive）。若水平邊緣為陽性，可以追加內視鏡黏膜下剝離術來擴大水平面的切除範圍。若垂直邊緣為陽性，表示病灶侵犯達一定深度，無法再以內視鏡黏膜下剝離術的方式治療，已需要追加外科手術。

■ 淋巴血管的侵犯

　　絕大部分癌細胞的擴散途徑是透過遍布人體的淋巴血管系統，進而移轉全身的任何一個地方。微淋巴血管是在黏膜下裡的微小結構，可以透過病理科化驗得知有無侵犯到此處，有微淋巴血管的侵犯，遠端轉移的機率就會提升。縱然以內視鏡黏膜下剝離術可以完整切除早期胃癌，但無法取得胃外周圍的淋巴結，所以當切除的樣本中有觀察到微淋巴血管的侵犯現象，則需要追加外科手術治療。

本篇章作者

⟩⟩⟩ 林宛姿

於臺中榮總肝膽胃腸科接受完整訓練後，多次
前往日本消化道早期癌症治療首屈一指的醫院
進修。致力於消化道早期癌的診斷與內視鏡治
療。

現職
■ 臺中榮總內科部肝膽腸胃科主治醫師

專長
早期消化道癌症之診斷與內視鏡治療（內視鏡
黏膜切除術、內視鏡黏膜下剝離術）

【診斷早期大腸癌】

5 揪出惡瘜的 2道關卡

大腸是人體消化道最後一部分，根據形狀與體內走向依序為盲腸、升結腸、橫結腸、降結腸、乙狀結腸與直腸，全長約150公分。在小腸中尚未完全消化吸收的食物殘渣，經迴盲瓣排到盲腸與升結腸，並在前段大腸進行水分與電解質的吸收，後段大腸主要負責儲存糞便，直到被人體排出。糞便儲存越久，被吸收的水分越多，糞便會因為過於乾硬，排出困難而出現便祕的情況。

每年發生率都勇奪第一名的癌症

我是大腸癌高風險族群嗎？

　　大腸的腸壁分成 5 層，從最表淺到深層的腸壁分別為黏膜層、黏膜肌層、黏膜下層、肌肉層、漿膜層。大腸癌顧名思義就是大腸的惡性腫瘤。當大腸上皮細胞受環境因子反覆刺激，導致大腸黏膜發炎與一連串的基因突變，細胞就可能發生變異，逐漸形成腫瘤性瘜肉，甚至從進行性瘜肉變成大腸癌。

◀ 黏膜癌化示意圖 ▶

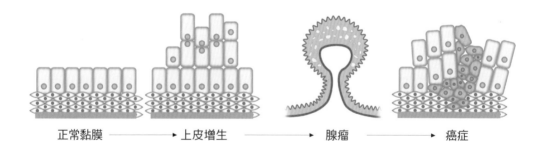

正常黏膜 ──────▶ 上皮增生 ──────▶ 腺瘤 ──────▶ 癌症

大腸癌最愛找上這 4 種人！

形成大腸癌的因素是多重的，主要包括性別與年齡、遺傳、環境、飲食與生活習慣因素等。其中約有 75% 是屬於偶發性大腸癌，與家族遺傳比較沒有關係，主要是後天因素造成，包括肥胖、不良生活型態或飲食模式、年紀等。其他 25% 則與遺傳或基因相關。

一旦大腸黏膜因為長期發炎、黏膜細胞產生基因突變，就會導致正常黏膜長出瘜肉、轉變成大腸癌。除了遺傳因素與年齡外，其他的都可以透過後天的努力，降低大腸癌的發生風險。

性別與年齡

正常黏膜並不會在短時間就變成大腸癌，一般需要 10 年以上，這也是為什麼年紀越大，風險越高。根據 2017 年健保署癌症登記報告數據顯示，男性與年長者較容易發生大腸癌，男性罹患大腸癌的風險是女性的 1.5 倍，而年紀超過 50 歲以上的民眾，大腸癌發生率明顯上升。

雖然近年來大腸癌發生年齡層有下修趨勢，有的是 40 至 50 歲，甚至 30 多歲就罹病，但 50 歲以上仍為大宗，占超過 90%。有鑑於此，國民健康署建議 50 到 75 歲的成年人，每 2 年接受一次糞便潛血檢查篩檢大腸癌。

家族性遺傳

一般而言，若一等親家屬有偶發性大腸癌病史時，則罹患大腸癌的風險就會比一般人高 2 到 3 倍。此外，有 2 種遺傳性大腸癌，包括家族腺瘤性瘜肉症（FAP，familial polyposis syndrome）與遺傳性非瘜肉症大腸直腸癌（HNPCC）也就是所謂的林奇氏症候群（Lynch syndrome）。

■ 家族腺瘤性瘜肉症

家族腺瘤性瘜肉症是因為 APC 基因突變造成的體顯性遺傳疾病，約有 50 % 的機率會遺傳給子女。家族腺瘤性瘜肉症患者若沒有定期篩檢大腸鏡、切除瘜肉的話，很容易在 40 歲前就得大腸癌。故除了依照醫師指示定期追蹤大腸鏡外，利用基因檢測檢查子女是否有遺傳到家族腺瘤性瘜肉症也具有臨床意義。

■ 林奇氏症候群

林奇氏症候群（Lynch syndrome）是因為錯配修復基因（mismatch repair genes，MMR）突變導致的遺傳性非瘜肉症大腸直腸癌（Hereditary Non-polyposis colorectal cancer，HNPCC），其家族成員不僅發生大腸癌的風險高達 50%，且發生年齡會提早到 40 歲或更早。除此之外，患者罹患子宮內膜癌、卵巢癌、胃癌的風險也比正常人高出許多。

腸胃知識➕

遺傳性大腸癌的基因檢測

家族腺瘤性瘜肉症（FAP）主要是第 5 對染色體上的 APC 基因突變失去功能所導致的，屬於體顯性的遺傳疾病。林奇氏症候群（Lynch syndrome）則是錯配修復基因突變並且失去功能導致的疾病。錯配修復基因包含許多不同的基因，例如，MLH1、MSH2、MSH6、PMS2 和 EPCAM 等。國內某些醫院或檢驗所可以提供相關遺傳疾病的基因檢測，民眾可以依自己的需要，接受基因檢查。

發炎性腸道疾病

慢性發炎很常是疾病發生的警訊，黏膜常處於發炎狀態，通常有比較高的罹癌風險，像是胃食道逆流造成食道發炎增加食道癌風險、幽門螺旋桿菌造成慢性胃炎增加胃癌風險，大腸黏膜也是如此。發炎性腸道疾病是指腸道有不正常的發炎現象，一般可能會有慢性腹痛、腹瀉、血便，甚至是體重減輕等症狀。

導致腸道慢性發炎的相關疾病包括潰瘍性大腸炎、克隆氏症等。若大腸黏膜常處於發炎的環境，很容易發生基因突變，產生大腸癌的風險相對增加。所以積極治療大腸發炎性疾病是首要任務，必要時，請遵循醫囑定期接受大腸鏡篩檢。

飲食與生活習慣

肥胖、糖尿病、吸菸、過量飲酒、經常食用再製肉類、高熱量高脂肪、缺乏膳食纖維等飲食型態與缺乏運動等因素。其實，因為飲食或生活習慣而接收到的致癌因子「族繁不及備載」，但這是可以靠自己努力來降低罹癌風險的項目，約 50% 的大腸癌能透過調整飲食、規律運動、體重控制（BMI ≤ 24）來避免，美國癌症研究協會就指出「大腸癌是最能預防的癌症類型之一」。

腸胃知識➕

什麼是克隆氏症？

克隆氏症（Crohn's disease）是一種與自體免疫相關的慢性發炎性腸道疾病，好發在 15 到 30 歲的年輕人。克隆氏症影響的範圍很廣泛，從口腔到肛門之間、消化道任何一個有黏膜的地方，都可能會因為慢性發炎而引發多發性潰瘍。其可能反應的症狀包括腹痛、腹瀉、血便、發燒和體重減輕，嚴重的話，還會有腸阻塞、廔管或腸穿孔等併發症。

罹患大腸癌會有什麼症狀？

早期大腸癌通常不會有明顯的症狀，很容易與一些輕微的慢性病混淆，很多患者之所以能在早期就發現，是因為自身有致癌危險因子或糞便潛血篩檢陽性而進一步檢查而檢出。當有民眾較為熟知的典型症狀出現時，很常已經發展到進展期的大腸癌，其臨床症狀可依據不同位置有不同的表現。

右側大腸癌

主要指發生在盲腸、升結腸與部分橫結腸的癌症。長在右側大腸癌的腫瘤因為靠近小腸端、距離肛門比較遠，幾乎很少會出現民眾所熟知的血便、大便變細等症狀。當腫瘤長到一定程度的大小時，容易造成大腸管腔狹窄，出現腹脹、腹痛、體重減輕等現象。另外，缺鐵性貧血也可能是腫瘤出血導致，所以除了補充鐵劑治療外，更該積極找出鐵質流失的主因。

左側大腸癌

左側大腸包括部分橫結腸、降結腸與乙狀結腸。左側大腸的腫瘤不僅會造成腹脹、腹痛、缺鐵性貧血等與右側大腸癌類似的症狀，還會因為乙狀結腸管徑本來就小，以致腫瘤容易阻塞腸道，導致便祕或排便習慣改變。另外，如果是距離肛門口比較近的位置，有時候還會出現血便的症狀。

直腸癌

　　直腸癌是發生率最高的大腸癌。臨床醫師在門診就可用肛門指診的方式做初步篩檢。直腸距離肛門口最近（約肛門口向內 12 至 15 公分），當直腸有腫瘤時，糞便在排出體外的過程中，容易摩擦到腫瘤，病人解便的疼痛感與出血症狀更為明顯。當糞便受腫瘤擠壓，會產生大便變細的現象。此外，肛門出血、解不乾淨感（裡急後重）、排便習慣改變、血便等，都是直腸癌很常見的症狀。

◀ **不同部位大腸癌的可能症狀表現** ▶

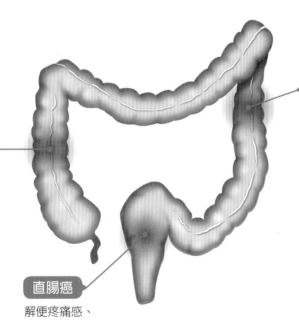

右側大腸癌

盲腸、升結腸
與部分橫結腸
腹脹、腹痛、
體重減輕、
缺鐵性貧血

左側大腸癌

橫結腸、降結腸
與乙狀結腸
腹脹、腹痛、
缺鐵性貧血、便祕、
排便習慣改變、
血便

直腸癌

解便疼痛感、
大便變細、肛門出血、
解不乾淨感（裡急後重）、
排便習慣改變、血便

平均每 47 分鐘就有一人罹病

揪出早期大腸癌的 2 種途徑

早期大腸癌幾乎沒有症狀，利用糞便潛血檢查可以篩出腸道有無出血現象，或進一步透過內視鏡檢查出血的原因，揪出大腸癌或瘜肉。值得一提的是，大腸直腸外科門診經常做的肛門指診，雖然可以觸碰到肛門往內約 10 公分的範圍（包括直腸），但臨床上並不會用指診來篩檢有沒有早期直腸癌，這是因為早期直腸癌的質地較軟，若腫瘤型態為扁平狀，可能觸摸不出來。

安全方便的第 1 道關卡　糞便潛血篩檢

案例

　　陳女士，51 歲。近 1 年來容易頭暈、走路喘而至家醫科門診就醫，經抽血檢查發現缺鐵性貧血，血色素只有 11g/dl（正常值為 12 至 16g/dl），進一步詢問得知病人生理期出血量最近沒有變多，反而因為更年期出血量變少。後透過免疫法糞便潛血篩檢，結果是陽性。雖沒明顯的腹痛、血便或解便習慣改變，仍轉診至胃腸科門診。

腸胃科醫師安排胃鏡與大腸鏡檢查，於大腸鏡發現直腸有一個 2.5cm 大的瘜肉，再經窄頻影像檢查，判定瘜肉屬於 NICE 分類第二型（不排除為癌症病灶）。後來，陳女士依醫師建議，接受內視鏡黏膜下剝離術切除大腸瘜肉，經病理診斷確認為大腸管狀絨毛腺瘤合併局部黏膜癌病變。

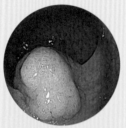 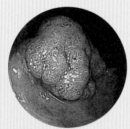 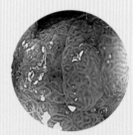

內視鏡下看到直腸有一個 2.5 公分隆起的病灶

利用窄頻影像，瘜肉表面結構更明顯

利用放大內視鏡檢查，瘜肉表面結構一目了然

　　依據歐美國家的篩檢經驗統計，每 1 至 2 年進行 1 次糞便潛血檢查，約可以降低 18 至 33% 的大腸癌死亡率。目前國內大腸癌多發生在 50 歲以後，故國民健康署有提供 50 至 74 歲的民眾每 2 年 1 次的免疫法糞便潛血檢測。利用糞便潛血檢查可以偵測糞便中肉眼看不到的血液，以此判斷消化道的出血現象。若潛血檢查反應為陰性，代表糞便中沒有潛血，若結果為陽性，則建議進一步接受大腸鏡檢查，以釐清出血的原因與位置。糞便潛血檢查的方法主要有化學法與免疫法。

免疫法

　　免疫法糞便潛血檢測是用抗原抗體檢測來偵測糞便中有無存在人類的血紅蛋白，可以直接得知有無下消化道的出血。下消化道包括十二指腸末端、空腸、迴腸及大腸，而大腸瘜肉與大腸腫瘤的發生率遠高於小腸疾病，因此若免疫法糞便潛血檢測為陽性者，會優先以大腸鏡篩檢有無大腸瘜肉或大腸癌。免疫法糞便潛血檢測幾乎不會受到食物或藥物的影響，準確度相對高，對沒有症狀的早期大腸癌而言，可以說是最安全且方便的篩檢途徑。目前衛生福利部國民健康署推廣的大腸癌篩檢政策，就是利用免疫法糞便潛血檢查來篩檢高危險群病人。糞便潛血陽性的民眾，建議於 3 個月內接受大腸鏡檢查。

化學法

　　化學法糞便潛血檢測是利用紅血球中含類似過氧化酶活性成分，可催化過氧化氫，產生氧化與顏色變化，來判斷有無潛血。化學法主要用來檢查腸胃道內有無出血現象，包含食道、胃、十二指腸、大腸等，但是無法去區分是上消化道出血或下消化道出血。此外，化學法無法分辨是否為人血造成，常會有偽陽性或偽陰性反應。如食用鴨血、部分含有過氧化酶的蔬菜（如花椰菜、蘿蔔）或肉類（紅肉）、治療缺鐵性貧血的口服鐵劑等，都會呈現偽陽性反應。至於維他命 C 因具抗氧化效果，服用過多反而會造成偽陰性。故建議做化學法檢測糞便潛血前 3 天，要避免食用相關食物與藥物。

眼見為憑的第 2 道關卡 內視鏡檢查

內視鏡檢查可以更確切、直接觀察腸道裡的狀況。不僅是糞便潛血陽性反應要進一步做內視鏡檢查，當有解便疼痛、血便、大便習慣或形態改變、體重減輕等明顯相關於大腸癌的症狀時，也建議要根據醫囑建議做內視鏡檢查。只是大腸鏡檢查要到位，除了專業的醫療人員、先進的儀器外，還需要患者的配合，尤其是事前的「清腸」工作。

清腸有沒有徹底，看馬桶就知道！

腸道沒清乾淨，糞便會覆蓋到大腸黏膜，內視鏡可能因此看不到大腸瘜肉或癌變等病灶。有時候病人會問「醫生，我本來就常拉肚子，每次都拉稀稀水水的糞便，可以不喝清腸藥嗎？」當然不行啊。馬桶裡看到的東西，就是醫師做大腸鏡時看到的東西，沒有清腸的狀況下，在內視鏡的視野下都「有礙觀瞻」。良好清腸品質的 3 大要素包括低渣飲食、正確服用清腸藥、補充建議足量的水分，缺一不可。

◀ **從馬桶看腸子的乾淨度** ▶

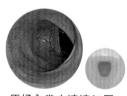

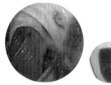

馬桶內糞水清清如尿，腸道內清潔程度極佳，黏膜清楚可見

馬桶內糞水混濁，腸道內清潔程度中等，部分黏膜會被混濁的糞水遮蔽

馬桶內糞水混濁且有成型大便，腸道內有如土石流，多數黏膜無法觀察

※ 圖片來源：臺灣消化系醫學會雜誌

■清腸基本功 1：低渣飲食

為了減少食物消化後形成的糞便殘渣，在大腸鏡檢查的前 2 天，必須開始進行低渣飲食，平時就有便祕狀況的病人，建議要延長天數。低渣飲食首要任務是減少易形成大量糞便的食物，如高纖食物、蔬果、肉類與乳製品。此外，油膩的食物會讓腸內糞便殘渣黏在腸壁上，喝了清腸藥也難以沖洗出來，所以要避免攝取太過油膩的食物，烹調方式也要注意，油炸或油煎等都不適合，最好謝絕以油烹調過的任何食物。檢查前 1 天則以清流質飲食（質地透光或半透光），像運動飲料、米湯、無渣果汁或魚湯都可以算，但南瓜濃湯、玉米濃湯就不行，當然帶有刺激性的飲品，如氣泡飲或酒類都應該謝絕往來。

◤ 清流質飲食建議食物 ◥
（大腸鏡檢查前 1 天實施）

食物種類	綠燈區	紅燈區
液態飲料	白開水、運動飲料	氣泡飲料、酒精飲料
全穀根莖類	米湯	即溶穀物粉、米漿
肉類	無油、無渣的清肉湯（如魚、豬、雞）	各種油膩肉湯
蛋、奶、豆類	無	各種蛋、奶、豆類，如牛奶、豆漿
蔬菜類	無渣的蔬菜清湯	蔬菜汁、未去渣的蔬菜湯
水果類	無渣果汁	各種未過濾或有渣的果汁

低渣飲食建議食物（大腸鏡檢查前 2 至 3 天實施）

種類	綠燈區	紅燈區
奶製品	無	各式奶類食品與製品
肉類	去皮的魚肉、已絞碎或煮爛的其他肉類	帶皮或帶筋的肉類、煎炸的肉類（包括魚肉）
蛋類	蒸蛋、水煮蛋、蛋花湯、溫泉蛋等未以油烹調過、質地較軟的蛋類或蛋製品	煎蛋、炒蛋等油炸或油煎的蛋料理，與鐵蛋等質地太硬的蛋類
豆類或豆製品	精製的豆製品（製作過程有濾過豆渣的），如豆腐、豆花、豆漿等	未加工、未濾渣的豆類，如紅豆、綠豆或油炸油煎的豆製品
全穀根莖類	精製穀類與其製品，如白飯、白稀飯、白吐司、白麵條	全穀類或根莖類原型食物或製品，如地瓜、蘿蔔、芋頭、燕麥、玉米、蕎麥麵、五穀雜糧麵包
水果類	各種過濾後的果汁，與纖維含量低的去皮去籽水果，如木瓜、哈密瓜、香蕉	未過濾的果汁，與富含纖維的水果，如橘子、葡萄、蘋果
蔬菜類	各種過濾後的蔬菜汁，或已經煮爛的嫩葉菜類	各式粗纖維或纖維量高的蔬菜，如竹筍、芹菜、花椰菜、菇類
油脂類	避免煎炸等以油脂烹調的食物，以簡單烹調的清淡食物為主	油膩食物、油煎油炒油炸食物、堅果類（纖維量含量也高）
點心類	不含奶油與餡料的清蛋糕或餅乾	各種油膩的點心、有加五穀雜糧粉製成的餅乾或糕點

■ 清腸基本功 2：清腸藥

依目前醫學研究統計，分次使用清腸藥，清腸效果最好。一般建議檢查前 1 晚 6 到 7 點左右服用第 1 劑，當天檢查前 5 到 6 小時服用第 2 劑，最晚檢查前 4 小時要完成服用完畢。很多民眾害怕做大腸鏡的原因，除了怕檢查過程疼痛跟不舒服外，另一個常見因素就是「清腸藥很難喝」。其實，現在有很多清腸藥會加入矯味劑，喝起來有蔓越莓、梅子或檸檬水的味道。臨床醫師多半會根據個人健康狀態與口味喜好，選擇適合的清腸藥物。

腸胃知識＋

清腸藥早點喝，才能清久一點？！

臨床上，經常碰到有些病人，生活或工作態度很好，認為有的事情早做晚做都要做，早做早放心，畢竟很多時候提早完成都能得到相對好的結果。但是，喝清腸藥可不是如此啊，在做大腸鏡前，就提早 1 天把清腸藥喝完，或前 1 天晚上一口氣喝完 2 劑清腸藥，腸道反而不會乾淨。

這是因為服用清腸藥後，藥物作用到完成清腸的時間大約需要 4 小時，這個時間點（指喝完第 2 劑清腸藥後的 4 小時）的大腸處於最乾淨的狀態，也是最適合大腸鏡觀察的時候。在此之後，小腸內的糞便會慢慢排入大腸，所以太早服用清腸效果反而差。

抓出 50% 大腸癌的功臣：乙狀結腸鏡

乙狀結腸鏡就是可以檢查到完整乙狀結腸的內視鏡，檢查範圍包括肛門、直腸、乙狀結腸與部分的降結腸。和全大腸鏡的另一個差異，是乙狀結腸鏡檢查前，不需要低渣飲食、喝清腸藥，只需在檢查前 30 分鐘接受灌腸即可。

但對長期便祕的人而言，灌腸往往沒有顯著的清腸效果（無法解便），臨床上，就碰過已經灌腸 3 次，但內視鏡一進入直腸，仍看到滿滿的大便堆積，以致不得不中斷檢查。所以若遇到嚴重便祕、灌腸無效的病人，多半會建議他做低渣、清流質飲食，並搭配清腸藥後，直接做全大腸鏡檢查。

根據統計，不同部位發生大腸癌的機率都不相同，其中以發生在直腸與乙狀結腸的癌症機率最高，約是占整體大腸癌的 50 ％。單就數據資料來說，透過乙狀結腸鏡確實可以篩檢出超過一半以上的大腸癌。由於仍有 50 ％大腸癌可能長在乙狀結腸鏡到不了的位置，因此只要是糞便潛血陽性，又沒有特殊禁忌症的病人，建議要接受全大腸內視鏡檢查。

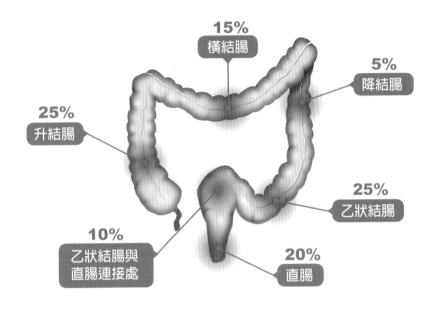

《 不同部位大腸癌的發生率 》

15%
橫結腸

5%
降結腸

25%
升結腸

25%
乙狀結腸

10%
乙狀結腸與
直腸連接處

20%
直腸

※ 資料來源：Sleisenger and Fordtran's Gastrointestinal and Liver Disease- 2 Volume Set: Pathophysiology, Diagnosis, Management 11th Edition

其他關於大腸鏡，你應該知道的事！

　　大腸鏡檢查分成清醒的大腸鏡與麻醉的大腸鏡，或有人會稱為「有感」大腸鏡和「無痛」大腸鏡。大腸鏡檢查過程會覺得痛、脹或不舒服，有一大部分是原因是「空氣」的關係，另外也可能是因為內視鏡旋轉、拉直腸道等因素，以上對於有腸道沾黏、容易緊張等受檢族群而言，不適感更加強烈。

■為什麼大腸鏡檢查可能引起不適？

檢查時，要同時在大腸內適度打入氣體，撐開腸道，才能看清楚前方的路，讓腸管順利探入，直到盲腸。灌入氣體的多寡會因醫師的技術而有不同，有經驗的醫師只需要一點點的氣體，就可以判斷大腸的走向。但有些病人的大腸或許會因手術後骨盆腔沾黏、慢性便祕、大腸管道過於鬆垮等，增加大腸鏡檢查的困難度，所需要花費的時間越長，打入的空氣就越多，腹痛腹脹的情況也相對嚴重。

■降低打氣不適的 2 個替代方案

隨著醫療技術的進步，已有 2 個替代方法，可以減少有感大腸鏡的不適感。一是以二氧化碳取代空氣，相較於空氣，二氧化碳在大腸內更容易被腸壁吸收，不至於讓腸道過度鼓脹，大幅減少腹脹感。二是以水取代空氣，也是所謂換水式大腸鏡，就是在大腸鏡前進的過程中，在大腸內注入適量的水（通常是白開水或蒸餾水）來撐開腸壁，不只讓醫師看清楚大腸的走向，還可以增加清腸的程度。檢查結束後，會再以內視鏡將腸道中的水分吸乾。

■睡一覺就檢查好的無痛大腸鏡

無痛大腸鏡是指在輕度麻醉下進行檢查，這個方式尤其適合無法突破大腸鏡檢查「心魔」卻有罹癌風險的族群。麻醉專科人員會在大腸鏡檢查前，從靜脈注射鎮靜、止痛的藥物，讓受檢者在處於睡著時（輕度麻醉狀態）進行檢查，所以很多接受過無痛大腸鏡的

人會說「睡一覺醒來，大腸鏡就做好了。」無痛腸鏡過程若發現小於 1 至 2 公分的瘜肉，醫師會直接切除，但若瘜肉大小超過 2 公分，表示有癌變風險，便會於檢查後轉診給專門做內視鏡黏膜切除術、黏膜下剝離術的醫師評估是否可用內視鏡切除。不過，不是每個人都適合接受無痛大腸鏡，檢查前皆須審慎評估風險。

■ 無痛大腸鏡會提高腸穿孔風險？

做大腸鏡檢查確實有風險，多數併發症都和瘜肉切除造成的損傷有關。在大腸鏡檢查完之後，最需注意的併發症包括腸穿孔與腸出血等，如果有做瘜肉的切除，其發生機率會比純做檢查稍微提高。當然，無痛大腸鏡要額外承擔鎮靜與止痛藥物帶來的併發症，主要是對心肺功能的影響。除此之外，無痛大腸鏡的腸穿孔風險並不會高於有感大腸鏡。

■ 什麼情況建議做乙狀結腸鏡而非全大腸鏡？

乙狀結腸鏡灌個腸就可以做檢查，對病人的生活與飲食影響低。一般碰到以下幾種情況，會選擇乙狀結腸鏡優先於全大腸鏡。其一是看起來沒事的年輕人，既沒有明顯大腸癌家族史，也沒有排便習慣改變，即使有血便或大便潛血，多以腸躁症或痔瘡造成為主，用乙狀結腸鏡篩檢可以快速排除直腸肛門病灶。其二是年紀很大、身體狀況差卻有腹瀉、腹痛、血便等症狀的病人，即使應該做完整大腸鏡比較保險，但因為體力差或無法喝清腸藥，就會初步先做乙狀結腸鏡。

不適合做無痛大腸鏡的 N 種人

無痛內視鏡檢查通常是利用靜脈注射鎮靜藥與止痛藥來達到舒眠與止痛的效果。不過，鎮靜藥與止痛藥在心肺功能不佳、較年長的病人身上，常常會有呼吸抑制與心血管系統抑制（造成血壓降低、心跳變慢）的副作用。因此若有下列身體狀況時，不建議接受無痛內視鏡檢查。

❶ **大腸鏡禁忌症**。指最近兩周曾發生心肌梗塞、有主動脈瘤、肺栓塞、腦血管梗塞、生命徵候不穩定且安全呼吸道及輸液未建立者、急性腹部發炎併發腹膜炎、猛爆性大腸炎、大腸穿孔、毒性巨腸症、近期接受腹部手術且判斷不宜大腸鏡者、未簽同意書者。※ 以上引用自臺灣消化系內視鏡醫學會

❷ **病態性肥胖、有呼吸中止症、呼吸道結構異常**。以上 3 類患者於麻醉過程中，容易有舌頭後倒阻塞呼吸道而發生低血氧狀況。

❸ **孕婦**。由於某些鎮靜麻醉藥物與止痛藥物，用在孕婦身上可能會有導致畸胎或影響胎兒發育的副作用。

❹ **其他情況**。包括嚴重的心臟、肺部疾病，曾經對麻醉藥物過敏之患者，年齡過大而無法承受麻醉風險者。

超過 90% 大腸癌都是瘜肉演變而來

我的瘜肉會變成癌症嗎？

　　隨著醫學進步，大腸鏡檢查的設備與儀器越來越精密。近 10 多年，影像強化內視鏡主要針對 2 個方向，一是利用內視鏡儀器本身的特殊光源，增加偵測大腸瘜肉的能力與判斷大腸瘜肉的類型，二是發展染色內視鏡，利用色素染劑來凸顯病灶處微細的表面結構變化，讓病灶範圍邊界看得更清楚，此外，還有進階的放大功能。仰賴內視鏡的臨床應用，多數的大腸瘜肉都可以直接透過內視鏡判斷良性或惡性與切除的必要性。

從瘜肉的種類評估癌變的機會

　　有黏膜就有可能長瘜肉，如呼吸道、胃腸道、皮膚等。胃腸道的瘜肉又以胃、大腸與膽囊最常見，其中最具威脅性的就是大腸瘜肉。大腸瘜肉是指大腸黏膜表面向管腔內突起的組織，多是因為表皮細胞不正常增生所形成的。依據大腸瘜肉的癌變風險，分成有癌化風險的腫瘤性黏膜瘜肉與癌化機率非常低的非腫瘤性黏膜瘜肉。其風險高低與瘜肉類型有關，大小倒是其次，若為非腫瘤性黏膜瘜肉，有時超過 1 公分也不具癌變風險，但腫瘤性瘜肉越大，癌變風險越高。

什麼是腫瘤性黏膜瘜肉？

多數情況下，大腸瘜肉不會對人體造成任何影響，通常也不會有症狀。不過，某些類型的瘜肉可能是癌前病變就要特別留意，瘜肉越大，癌化風險越高。腫瘤性黏膜瘜肉就是具有癌化風險的類型，又可以分成腺瘤性瘜肉、鋸齒狀腺瘤與惡性大腸癌瘜肉。

■腺瘤性瘜肉

大約有 9 成的良性腫瘤性黏膜瘜肉屬於腺瘤性瘜肉，包含管狀腺瘤、絨毛管狀腺瘤與絨毛腺瘤。要特別注意的是，即使是良性的腺瘤性瘜肉，日後仍有癌化的風險。由於通常不會造成臨床症狀，大多是病人接受大腸癌篩檢或健康檢查時被診斷。

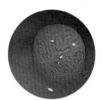

管狀腺瘤

腺瘤性瘜肉的生長速度並無一定速率，大部分的小瘜肉（一般指 0.5 公分以下）生長速度緩慢，平均每年約 0.5 公釐。腺瘤性瘜肉轉變成大腸癌，通常至少需經過 5 到 10 年。若符合以下 3 個特徵之一，就是進行性腺瘤，包括 ❶ 大小超過 1 公分、 ❷ 有高度分化不良的特徵、 ❸ 病理檢查含有絨毛結構，由於癌化機率很高，需即早切除。

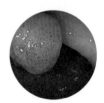

絨毛管狀腺瘤

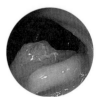

絨毛腺瘤

■ **鋸齒狀腺瘤**

鋸齒狀腺瘤分成傳統性鋸齒狀瘜肉和無蒂鋸齒狀腺瘤／瘜肉，都有癌化可能。傳統性鋸齒狀瘜肉好發在乙狀結腸或直腸，通常在大腸黏膜上會有明顯突起腫塊，要發現並不難。

無蒂鋸齒狀腺瘤／瘜肉癌化速度比腺瘤性瘜肉快，好發在右側大腸，由於非常扁平，加上表面微血管少、外觀呈半透明或淡粉紅色，在內視鏡檢查時一不小心就會忽略。此外，無蒂鋸齒狀腺瘤／瘜肉富含豐富的腺體，以致瘜肉表面會分泌黏液，黏液上常會覆蓋難以沖去的糞渣，若檢查過程發現這種情況，醫師就會提高警覺，因為糞渣下可能藏著無蒂鋸齒狀腺瘤／瘜肉。

◀ **內視鏡下的鋸齒狀腺瘤** ▶

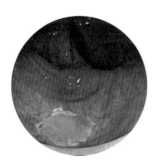 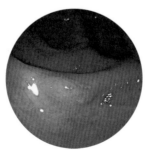 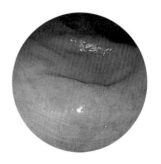

| 大腸鏡檢時看到有異常的糞渣堆積 | 經由反覆水柱沖洗後看到扁平狀粉紅色的無蒂鋸齒狀腺瘤 | 利用特殊光源更能看清楚瘜肉的範圍 |

■惡性瘜肉（已經癌變的瘜肉）

　　惡性瘜肉是指大腸瘜肉切除下來後，經由病理檢查後，發現已經有癌細胞病變的瘜肉。不過，即使是惡性瘜肉也不代表需要再追加外科手術治療，若侵犯範圍只在大腸黏膜層，且經臨床醫師判斷遠端轉移風險極低的話，只需要接受完整的內視鏡切除即可。若癌細胞侵犯深度已經超過黏膜層，淋巴結轉移風險增加，病人很可能需要接受部分腸道切除手術與淋巴結廓清術治療。

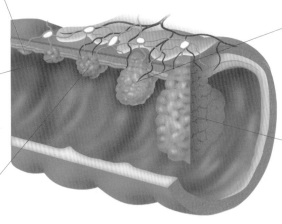

◀ 惡性瘜肉侵襲範圍與分期 ▶

第 0 期
病灶僅侷限於腸道黏膜表層，為原位癌階段

第 1 期
惡性細胞已深入黏膜層，達黏膜肌層與黏膜下組織，但未達固有肌肉層

第 2 期
惡性細胞侵犯到固有肌肉層

第 3 期
惡性細胞已穿過腸壁、侵犯至附近的脂肪與腸系膜組織

第 4 期
惡性細胞已侵犯或沾黏到附近的臟器或血管

什麼是非腫瘤性黏膜瘜肉？

　　非腫瘤性黏膜瘜肉包括增生性瘜肉、發炎性瘜肉與幼年型瘜肉，以上都屬於癌化的機率非常低的瘜肉。一般而言，在發現非腫瘤性瘜肉時不一定會一一切除，切除與否主要會看瘜肉的屬性來評估。

■ 增生性瘜肉（hyperplastic polyp）

這是最常見的大腸瘜肉，特別容易好發在直腸或乙狀結腸等位置，通常僅會產生微小黏膜突起，以小於 0.5 公分為多。增生性瘜肉可能是單一生長，也可能會多顆成群生長，不管是哪一種，癌化風險都非常的低，所以當內視鏡醫師透過瘜肉外觀可以確定是增生性瘜肉的話，通常不會刻意切除，就目前國際醫師之共識，約 10 後再以內視鏡進行追蹤情況即可。

■ 發炎性瘜肉（pseudopolyp）

發炎性瘜肉又叫做偽瘜肉。這是大腸經過嚴重且反覆的發炎與潰瘍、上皮細胞再生與癒合後形成的黏膜突起結構，常見於潰瘍性大腸炎的病人。發炎性瘜肉本身與大腸癌沒有關係，但當腸道長期處於慢性發炎狀態，黏膜細胞發生病變的風險相對提高，容易長出腫瘤性黏膜瘜肉甚至是大腸癌。建議慢性發炎性腸道疾病的患者，除了接受藥物治療外，也要遵循醫師的指示，定期追蹤大腸鏡。

■ 幼年型瘜肉（Juvenile polyp）

幼年型瘜肉通常會在 1 到 7 歲幼童腸道中發現，因此而得名，不過，成人也可能會有幼年型瘜肉。幼年型瘜肉大多數為良性，幾乎不會變成惡性腫瘤，好發位置在直腸或遠端大腸（即降結腸或乙狀直腸的位置）。幼年型瘜肉表面有豐富的血管，常伴隨著自發性出血，進而引發血便、缺鐵性貧血等病症，所以內視鏡發現時通常會切除。

各類型大腸瘜肉比較表

瘜肉類型			癌變機率	建議治療方式
腫瘤性黏膜瘜肉	腺瘤性瘜肉（良性）	管狀腺瘤（占 80%）	低到中	完整內視鏡切除
		絨毛管狀腺瘤（占 5 至 10%）	中	完整內視鏡切除
		絨毛腺瘤（占 5 至 10%）	高	完整內視鏡切除
	鋸齒狀腺瘤／瘜肉（良性）	無蒂鋸齒狀腺瘤／瘜肉	超過 1 公分、位於右側大腸、有分化不良，癌變機率高	完整內視鏡切除
		傳統性鋸齒狀瘜肉	低到中	完整內視鏡切除
	惡性瘜肉	原位癌（侵犯深度侷限於黏膜層）	100%	完整內視鏡切除
		侵襲性癌（侵犯深度超過黏膜層）	100%	外科手術切除
非腫瘤性黏膜瘜肉		增生性瘜肉	極低	小於 1 公分不需切除
		發炎性瘜肉	極低	不需切除，但須治療發炎性腸道疾病
		幼年型瘜肉	極低	內視鏡切除

搭配 NICE 分類法，不再姑瘜養奸

　　林女士，48歲，沒有任何病史，自覺健康，沒有任何不適，卻在接受自費健康檢查時，發現乙狀結腸有1個3公分大的瘜肉。經體檢中心建議，決定至腸胃科門診就醫。到門診後，醫師除了安排傳統白光大腸鏡檢查（圖一），也以靛藍胭脂紅色素染色，以觀察腫瘤表面結構，結果發現腫瘤表面結構規律（圖二）。

　　另外，使用窄頻影像與放大內視鏡檢查，發現瘜肉表面有豐富的微血管，微血管結構有輕微不規則（圖三）。根據 NICE 分類，判定為第2型瘜肉，可能是腺瘤或淺層的黏膜癌，但尚可使用內視鏡治療。林女士後來接受內視鏡黏膜下剝離術切除瘜肉，經病理檢查確認為為大腸管狀絨毛腺瘤合併局部高度分化不良，但因病理切緣乾淨，腫瘤經內視鏡切除已達到治癒性治療，不需接受外科手術、在肚皮上留下傷口，更沒有術後沾黏等併發症。

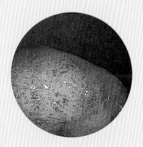

圖一

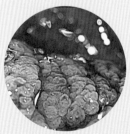

圖二

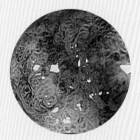

圖三

多數醫療院所或體檢機構的內視鏡都附有窄頻影像功能，當醫生執行大腸鏡時發現瘜肉，通常會切換成窄頻影像模式，進一步觀察瘜肉表面的黏膜型態與微血管，再根據一些準則來做瘜肉分類，確認「瘜肉是否為腫瘤性黏膜瘜肉」「有沒有癌化的風險」「是否可以用內視鏡完全切除」，通常是搭配 NICE 分類法（NBI international colorectal endoscopic classification）來區分瘜肉類型。

　　NICE 分類法將瘜肉區分為 3 型，主要是依瘜肉的型態、血管結構與表面結構等，推測可能的病理診斷。第 1 型的瘜肉多屬於非腫瘤性黏膜瘜肉，不需要切除。第 2 型包含腫瘤性黏膜瘜肉，例如腺瘤，也包含黏膜癌與黏膜下層淺層浸潤癌。NICE 第二型的瘜肉，包含良性但有癌變風險的瘜肉，或是早期大腸癌，但是都有機會可以用內視鏡切除作完整的治療。第 3 型多半是內視鏡微觀下的血管與表面結構凌亂、沒有規律，有很高的機率已經侵犯到深層的腸壁組織，也有較高的淋巴結轉移風險。

　　早期大腸癌深度僅限於黏膜層或黏膜下層淺層，淋巴結擴散的機率很低，特徵類似 NICE 分類第 2 型。當腫瘤侵犯深度超過黏膜下層 1 公厘，則轉移到附近淋巴結與遠端轉移機率就會增加，需要外科切除手術、淋巴廓清手術才能完整治療，這種腫瘤在內視鏡下的外觀通常被歸為 NICE 第 3 型。

　　雖然瘜肉的大小與癌變機率不一定有關聯性，但在體檢機構或設備相對不足的小型醫院發現有體積較大的瘜肉時，有時候會轉診到較大的醫院，進一步使用更高階的內視鏡去診斷，如影像強化內視鏡合併放大內視鏡或染色法等，目的是更明確區分出第2型或第3型的瘜肉，讓病人接受更適合的治療。

NICE 分類法

類型	第 1 型	第 2 型	第 3 型
內視鏡示意圖			
顏色	與背景黏膜相似	棕色，比背景黏膜顏色較深	相對背景黏膜呈現棕色或深棕色，有時伴有片狀白色區域
血管結構	沒有明顯的血管	棕色的血管圍繞著白色的結構	部分區域血管明顯不規則或缺失
表面結構	均勻一致的深色或白點，或是沒有明顯的結構	棕色血管圍繞下的卵圓形、管狀或分支狀的白色結構	結構不規則或是缺乏結構
可能的病理診斷	增生型瘜肉	腺瘤、黏膜癌、黏膜下淺層浸潤癌	黏膜下深層浸潤癌
治療	觀察	內視鏡切除	手術治療

本篇章作者

>>> 鄭以勤

學生時代熱愛挑戰外科手術，卻因為不喝酒而在住院醫師時代選擇了內科，後來才發現科技的進步已讓腸胃科能執行許多細微的進階治療甚至手術，目前仍樂在其中。

現職
■ 臺安醫院胃腸肝膽科主治醫師

專長
消化道瘜肉腫瘤診斷與切除、發炎性腸道疾病、深部小腸鏡

【 治療早期大腸癌 】

6 根除惡瘜的
4 種內視鏡手術

絕大多數瘜肉大小在1公分以內時,癌化風險都相當低,然而,隨著瘜肉漸漸長大,癌化風險就會相對增加。但瘜肉要發展成癌症也不是一朝一夕就造成,至少需要5至10年,也就是說,是有很高的機率可以阻斷瘜肉癌化的。近年來,醫學技術有長足進步,透過內視鏡就能判斷瘜肉種類與癌化可能性,並進一步採取最適合的切除方式。

遠離大腸癌的超前部署

瘜肉早切除，大腸癌無機可乘

大腸瘜肉是黏膜異常增生、變異而形成的贅生組織。瘜肉的大小與癌化風險息息相關，由於瘜肉可能呈不規則狀，通常會以最大直徑來做評估，當瘜肉在 1 公分內時，不論類型，其癌化風險都相當低，然而，隨著瘜肉漸漸長大，癌化風險就會相對增加。癌病變發生後，癌細胞一開始只會侷限在黏膜層（即原位癌、早期癌時期），接著就會往黏膜下層組織侵入而形成具侵襲性的大腸癌（Advanced colon cancer），並持續向外擴散與與堆積。當癌細胞接觸到黏膜下層的血管，就有可能藉由血液擴展和滲透到其他區域的淋巴或器官。

◀ 各期癌化瘜肉的侵犯程度 ▶

第 0 期
病灶僅侷限於腸道黏膜表層，為原位癌階段

第 1 期
惡性細胞已深入黏膜層，達黏膜肌層與黏膜下組織，但未達固有肌肉層

第 2 期
惡性細胞侵犯到固有肌肉層

第 3 期
惡性細胞已穿過腸壁、侵犯至附近的脂肪與腸系膜組織

第 4 期
惡性細胞已侵犯或沾黏到附近的臟器或血管

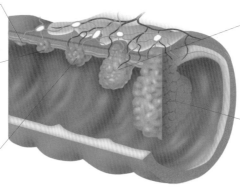

為什麼看到瘜肉就要格殺勿論？

大多數狀況下，瘜肉要發展成癌症至少需要 5 至 10 年，若能早期發現瘜肉並將其切除，就能阻斷瘜肉發展成大腸癌。根據《美國胃腸病學雜誌》研究數據顯示，進一步應證大腸鏡篩檢可以降低 61% 罹患大腸癌的風險，與避免 61% 因大腸癌而死亡的機會。

腫瘤型瘜肉癌化機率高

大腸瘜肉主要分為「腫瘤型瘜肉」與「非腫瘤型瘜肉」，腫瘤型瘜肉在未來可能會逐漸長大，甚至因為遺傳或基因突變而癌化，所以斬草除根、把腫瘤型瘜肉清除，就有很高的機率去避免大腸癌發生。雖然說，非腫瘤型瘜肉幾乎沒有癌化的風險，不一定需要切除，但非腫瘤型瘜肉與腫瘤型瘜肉很可能同時發生，因此還是建議即使是非腫瘤型瘜肉患者，仍要定期接受大腸鏡的檢查。

瘜肉會越切長越多嗎？

實際上，腫瘤型瘜肉的發生和家族史與環境因素息息相關。約 10 至 30% 的大腸癌患者有家族史，其中一等親有大腸瘜肉或大腸癌病史，大腸瘜肉或大腸癌的發生率會增加為 2 至 3 倍。也有統計數據顯示，有大腸癌家族史的人，大腸瘜肉的成長速度比較快。另外，約 1/4 到 1/3 大腸瘜肉患者有不良的飲食或生活習慣，抽菸與中重度酒精攝取會增加大腸瘜肉的發生率，高纖飲食與充足的維他命 D、鈣質的攝取，則可以減少瘜肉的發生率。

內視鏡切除瘜肉的發展史

　　1957 年，可彎折的光纖內視鏡被阿拉巴馬大學胃腸科 Basil Hirschowitz 醫師應用於臨床診斷上，並從 1960 年代開始，醫界專家就不斷嘗試運用內視鏡與不斷精進的器械來做瘜肉與腫瘤的切除。然而，卻面臨很大的挫折：儘管單純瘜肉切除技術已經可以應對許多柄狀瘜肉，但是針對扁平狀或大型瘜肉卻仍力有未逮。若想要完整切除瘜肉，出血或腸壁穿孔的風險就大幅上升，但若是分批次切下檢體，又可能導致腫瘤清除不夠乾淨，致使復發機率提高。

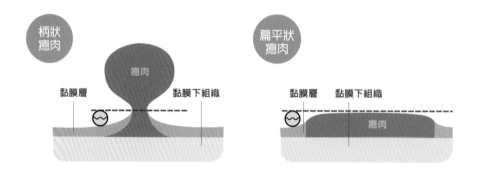

把局部復發風險降低

　　日本內視鏡醫師在 1980 至 1990 年間開發出的新技術，克服了這個難關，藉由在腸壁組織注射液體、使黏膜腫瘤鼓起後再進行切除，即所謂的「內視鏡黏膜切除術（EMR）」，這項技術能更安全、迅速的切除腫瘤。

遺憾的是，後來藉由大規模回溯性統計數據、重新評估內視鏡黏膜切除術（EMR）時，發現這樣的技術完整切除的成功率未達70%，也就是說，局部復發的風險依舊相當高。直到 2000 年，為了能更廣泛且完整的切下較大或較高風險的腫瘤，內視鏡醫師改以採用電刀來執行相關手術，即所謂的「內視鏡黏膜下剝離術（ESD）」，相較於傳統使用套圈進行瘜肉切除，電刀可以精準控制切除的廣泛度與深度，從而確保切下腫瘤的完整度。

達到完整檢體切除，後續評估更全面

完整取下的檢體在病理科詳細檢驗後，可以毫米（mm）甚至微米（μm）等級驗出癌症侵犯的深度，讓臨床醫師用以評估追加後續治療的必要性，進而使早期癌症的內視鏡治療更加安全與可靠。

在日本每年約有 15,000 位病人接受內視鏡黏膜下剝離術（ESD）來移除大腸直腸的瘜肉或腫瘤，統計顯示有將近 9 成病人能達到完整切除且癌細胞並未侵犯切除邊緣（R0 resection），切除 1 年後，局部復發率小於 2%。臺灣在引進新技術之後，手術的安全性與成功率也有長足的進步，經國內醫學中心統計報告顯示，進行內視鏡黏膜下剝離術後達 R0 resection 的比例已達 90%。

想要揮別瘜肉，不用開腸剖腹

切除瘜肉的 4 種內視鏡手術

　　大腸直腸的早期癌症在臨床上多半沒有任何症狀，如果不是因為健康檢查、糞便潛血陽性或其他因素而做內視鏡檢查，幾乎很難達成早期發現早期治療的目標。若能趁早透過預防性質的內視鏡檢查，發現到大腸或直腸中有瘜肉（或腫瘤），就能再進一步確認早期癌症或可能癌變的機會。

不必開腸剖腹，內視鏡就能做手術

　　在內視鏡技術著重在觀察的時期，仍有大部分是看到但無法立即處理（切除）的瘜肉，因而內視鏡醫師需要以切片方式進行確認，然而切片僅能取下瘜肉上的小片檢體，並無法完全排除癌化的可能。近年來，影像強化內視鏡（IEE）包括內視鏡染色、高解析度、放大內視鏡等，醫學技術長足的進步，已足夠讓醫師透過內視鏡來判斷瘜肉的種類與判斷癌化的可能性。

內視鏡看出瘜肉癌化程度！

強化內視鏡不僅可以更準確評估瘜肉是否有癌化的現象，而且在發現癌化跡象時，也可以進一步預測癌細胞往腸壁深處侵襲的程度。在癌細胞侵襲到深層黏膜下組織之後，通常會有相當高的機率經由黏膜下層的淋巴、血管擴散到附近的組織，甚至是轉移至遠處，這時候只施行內視鏡手術，已不足以移除所有的癌細胞，為了使治療更完整，將會需要更審慎的評估外科手術或其他治療方式。反之，若癌細胞僅侷限在黏膜層且尚未往深處侵犯，透過內視鏡手術就有很大的機會完整移除。

侵犯深度 vs. 遠端轉移風險

癌細胞往黏膜下層組織侵襲的深度與遠端轉移的可能性息息相關。當癌細胞從黏膜層浸潤至黏膜下層（Sm）時，會依侵襲深度分為 3 個類型，包括侷限於黏膜下層上 1/3 處的「Sm_1」、深度達黏膜下層 2/3 處的「Sm_2」、深度已涵蓋整個黏膜下層的「Sm_3」。根據《世界胃腸病學雜誌（World J Gastroenterol）》於 2014 年所提供之數據，黏膜下層侵犯分類 Sm_3 的患者約有 23% 合併淋巴轉移，但若黏膜下侵襲厚度小於 1mm（Sm_1），則很少有淋巴轉移的現象。不同的病灶會使用不同的內視鏡術式來治療。

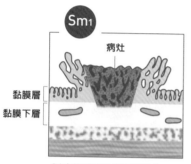

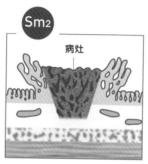

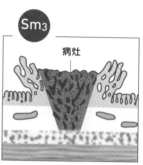

腫瘤侷限於黏膜下層的上 1/3 處，很少有淋巴轉移的現象

腫瘤深度達黏膜下層的 2/3 處，淋巴轉移風險大幅提升

腫瘤深度已涵蓋整個黏膜下層，約有 23% 合併淋巴轉移

手術方式與瘜肉 SIZE 息息相關

　　一般柄狀瘜肉或小於 1 公分的扁平瘜肉，若內視鏡診斷尚未癌化，都會用瘜肉切除術來處理。大於或等於 1 公分的扁平瘜肉必須改採用影像強化內視鏡檢查（IEE），若確定瘜肉大小為 1.9 公分以內，且沒有癌化現象，或雖然癌化但尚未侵襲至黏膜下組織，以瘜肉切除術或內視鏡黏膜切除術（EMR）治療都可以，但超過 2 公分的扁平瘜肉就不能用瘜肉切除術了，而是要採用內視鏡黏膜切除術或內視鏡黏膜下剝離術（ESD）。當癌細胞已經侵襲到黏膜下，深度淺還能以內視鏡黏膜切除術或內視鏡黏膜下剝離術處理，若深度黏膜下侵襲，就要優先考慮以外科手術治療了。

‹ 內視鏡發現異狀，醫師會怎麼處理？ ›

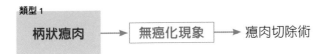

類型 1
柄狀瘜肉 → 無癌化現象 → 瘜肉切除術

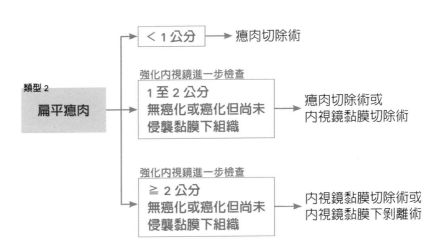

類型 2
扁平瘜肉

→ ＜ 1 公分 → 瘜肉切除術

強化內視鏡進一步檢查
1 至 2 公分
無癌化或癌化但尚未
侵襲黏膜下組織
→ 瘜肉切除術或
內視鏡黏膜切除術

強化內視鏡進一步檢查
≧ 2 公分
無癌化或癌化但尚未
侵襲黏膜下組織
→ 內視鏡黏膜切除術或
內視鏡黏膜下剝離術

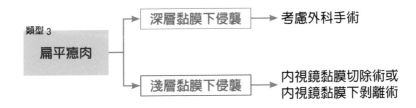

類型 3
扁平瘜肉

→ 深層黏膜下侵襲 → 考慮外科手術

→ 淺層黏膜下侵襲 → 內視鏡黏膜切除術或
內視鏡黏膜下剝離術

單次切除瘜肉的數量有限制？

當於大腸鏡檢查過程發現瘜肉，醫師會根據瘜肉的型態來判斷是否需要被切除，若需要切除，則會評估風險來決定是否當下立即切除。即使對小瘜肉單次切除數量並沒有特定上限，但考量到大腸鏡執行時間過長會帶來不適感，且麻醉風險與出血風險都會上升，所以醫師有時會將瘜肉切除手術分成數次執行。統計上，大部分的小瘜肉每年僅長大約 0.5 mm，分次切除瘜肉是合理且安全的安排，無需特別擔心間隔期瘜肉會發展成癌症。

瘜肉切除後會有傷口嗎？

以大腸鏡切除瘜肉、腫瘤後僅腸道黏膜有傷口，身上並不會有任何傷口，相較於傳統手術能更快速地恢復正常飲食與生活。以不同的設備、手法切除瘜肉會有不等的併發症風險，對於高風險的瘜肉、腫瘤切除，執行醫師會在術前將與患者做深入的講解與討論，待理解過程與相關風險後，病人再簽署手術同意書。此外，由於在麻醉檢查（無痛內視鏡）時，醫病無法做及時的討論與溝通，所以若未能在麻醉前獲得病人同意，醫師就不會在檢查當下執行手術。

內視鏡切除瘜肉的 4 種方式

大腸瘜肉、早期癌的內視鏡治療技術迅速發展，不但降低了大腸癌的發生率，也大幅減少外科手術的必要性，當術後恢復期縮短，對患者的日常生活幾乎不會造成影響。學術期刊《Endoscopy International Open》指出，亞洲地區所執行的內視鏡手術，無論在成功率或減少併發症的表現上，都顯著優於非亞洲地區，臺灣目前執行這些技術的成果，已不遜於先進國家，常見的內視鏡切除瘜肉手術有以下 4 種。

切片夾夾除小瘜肉（biopsy）

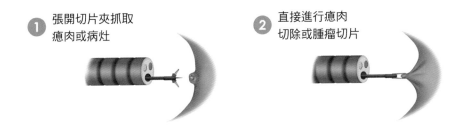

1 張開切片夾抓取瘜肉或病灶

2 直接進行瘜肉切除或腫瘤切片

當直腸或大腸的瘜肉小於 0.5 公分時，選擇用「切片夾」來移除瘜肉是最簡單便利且風險極低的方式。切片夾張開後能抓取直徑約 0.2 至 0.4 公分的範圍，最適合用在小瘜肉的切除或腫瘤的切片取樣。若瘜肉稍微大於單次可夾許的範圍，可能必須重複夾取動作多次，才能將其完整移除。不過，根據系統性的回顧資料顯示，相較於切片夾切除瘜肉而言，以套圈切除的方式，具有更高的完整移除率。

套圈切除大瘜肉（polypectomy）

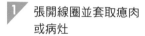 張開線圈並套取瘜肉或病灶

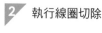 執行線圈切除

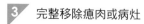 完整移除瘜肉或病灶

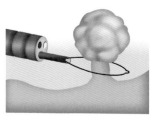 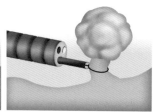 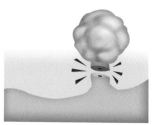

　　若瘜肉大到無法使用切片夾移除，則可以利用套圈切除的方式，各式線圈張開之後直徑約介於 1.0 至 3.5 公分，只要瘜肉大小不超過線圈可套取的範圍，幾乎都可以使用這個方式切除。一般在執行套圈切除時，會視情況併用冷線圈切除和熱線圈切除。

■ 冷切除 vs. 熱切除

　　在線圈將瘜肉套住後，再利用線圈鋒利的邊緣直接切斷瘜肉取出，也就是所謂的冷線圈切除。要是瘜肉組織較厚實，無法直接切除時，內視鏡醫師會視情況接上電燒機、使線圈產生熱能，以利運用電流產生的瞬間高溫來切除瘜肉，又稱為熱線圈切除，高溫燒灼也有預防切除瘜肉時造成出血的效果。

■ 常見併發症

　　瘜肉套圈切除有其風險存在，包括出血（0.1至0.6%）、腸穿孔（低於0.1%）與死亡（0.007%），但發生率都相當低，若使用抗血小板藥物或抗凝血劑因會增加出血風險，在檢查前醫師可能會要求先停止使用這些藥物。出血可能是術後立即出血，也可能術後數日至2周內的延遲性出血，絕大多數的相關出血可以用內視鏡止血，只有內視鏡止血失敗的個案，才需要接受傳統手術治療。腸穿孔多半是切除過程套取太深部組織、器械對腸壁造成直接傷害或電燒熱效應導致，其症狀包括持續性腹部疼痛、腹脹或因腹膜炎引起感染症狀（如發燒、心跳加速等），雖然腸穿孔有機會透過內視鏡器械關閉傷口，但若關閉不完全或以併發嚴重腹膜炎時，依然要審慎評估外科手術的必要性。

內視鏡黏膜切除術（EMR）

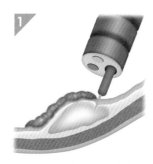

注射液體，使黏膜層隆起

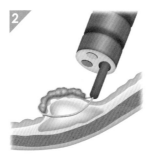

以線圈套取欲切除組織的範圍

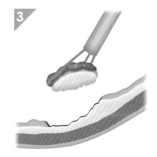

切除黏膜病灶

在遇到扁平性瘜肉或瘜肉體積較大時，為了完整切除瘜肉，必須以線圈套取較大的組織範圍，然而這樣的方式有時無法一次到位（完整切除），不僅需要執行多次，還可能傷及較深的血管、組織，以致發生大出血甚或腸穿孔等併發症，這時候需要運用內視鏡黏膜切除術。

■ 注射液體：加厚黏膜層、降低風險

執行內視鏡黏膜切除術前，會先運用影像強化內視鏡確認病灶範圍，接著將液體注射至病灶處黏膜下層，使瘜肉抬升，加大與肌肉層間的緩衝空間，最後，再用套圈抓取瘜肉範圍，並接通電流將瘜肉切下。注射液體除了要增加黏膜厚度外，也有助減少電流燒灼到深部組織，降低腸穿孔的風險，另外，高張的注射液體也有壓迫血管、減少出血的效果。

■ 常見併發症

內視鏡黏膜切除術約有 2 至 11% 患者會併發出血，立即性出血多可以止血夾或熱燒灼方式止血。另有 0.3 至 0.5% 患者會併發腸穿孔，小穿孔可立即由器械關閉，較大的穿孔因為可能引發腹膜炎或相關感染症狀（如發燒、心跳加速等），多半需要住院並使用抗生素治療。此外，若穿孔無法由大腸鏡關閉，則需要轉由外科手術處理。

內視鏡黏膜下剝離術（ESD）

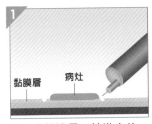

標記病灶邊界，精準定位

黏膜層　病灶

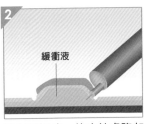

注射緩衝液，使病灶處隆起

緩衝液

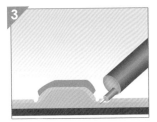

使用電刀從側邊劃開黏膜

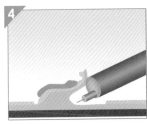

進入黏膜下空間將瘜肉剝離

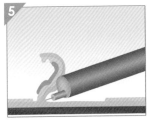

剝離深部直至病灶完整切除

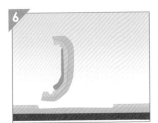

完整切除

　　當瘜肉太大而難以套圈、或懷疑癌細胞已向深處侵犯時，必須更精準地切下部分黏膜下組織，使用內視鏡黏膜下剝離術是更可靠的技術。執行內視鏡黏膜下剝離術前，一樣會以強化內視鏡做精確診斷並標定病灶的邊界，如果瘜肉有疑似癌化的現象，必須沿著瘜肉邊界外 0.5 公分切除，才能算完整移除，此時，內視鏡電刀就能發揮精準定位的作用。

跟內視鏡黏膜切除術一樣，會先將液體注射至黏膜下層，使患部隆起、抬高瘜肉後，再開始進行切除的工作，首先會用電刀自瘜肉外側劃開黏膜，接著往下進入黏膜下層空間並剝離瘜肉，直到瘜肉被完整切下，最後根據傷口狀況適度處理，避免出血或腸穿孔，並於體外重建瘜肉交由病理部化驗。內視鏡黏膜下剝離術併發出血機率約 2.1%，另外有 4.2% 患者會併發腸穿孔，相關併發症的處置方式與上述幾個術式雷同。

瘜肉切除後的追蹤與保健

相較於傳統開腹手術，內視鏡手術的術後療養簡單許多，不過仍然要謹慎留意。透過內視鏡手術切除瘜肉之後，通常會建議病人一周內暫時不要從事激烈運動或提重物，也需要避免食用高纖維食物，以防黏膜傷口裂開、出血等相關併發症。由於抽菸會刺激黏膜，阻礙傷口的癒合，所以禁菸是必須的。若正在使用抗血小板或抗凝血劑等藥物的病人，則要依醫師指示暫時停用。

後續的追蹤與治療計畫，醫師會根據切除的瘜肉型態、大小與病理診斷來決定。若病理報告顯示切下的檢體切口處有癌細胞，或癌細胞已經向黏膜下層深部侵襲（指超過 1000μm，即 1mm），通常會建議進一步接受外科手術、切除該段大腸，並評估是否需要追加化學治療。若切除完整且病理切面無癌細胞侵犯的現象，根據臺

灣消化系內視鏡醫學會建議，若單次大腸鏡發現 3 顆以上腺瘤或有高風險腺瘤（符合 1 公分以上、絨毛型腺瘤、具癌化現象之一）至少每 3 年接受 1 次大腸鏡追蹤。若發現 1 至 2 顆腺瘤，則每 3 至 5 年進行 1 次大腸鏡篩檢。

內視鏡切除瘜肉術式比較表

項目	切片夾除術	套圈切除術	黏膜切除術	黏膜下剝離術
適用瘜肉 size	小			大
根治率	低			高
出血與穿孔風險	低			高
費用	低			高

本篇章作者

>>> 胡炳任

同時熱愛臨床及研究的肝膽腸胃科專科醫師，
致力於內視鏡超音波之應用，與進階技術之鑽
研，並因興趣使然於受訓完成後赴海外進修相
關技術。在臨床工作之餘也致力於大數據資料
庫分析，及統合分析研究，期能結合研究與技
術，為未來醫療帶來新穎的觀念，並以此予以
病患更全面的診治。

現職
- 部立雙和醫院消化內科專任主治醫師
- 教育部部定講師
- 馬偕醫學院醫學系兼任講師

專長
內視鏡超音波檢查併細針抽吸術、診
斷及治療性內視鏡逆行性膽胰管造影
術、單氣囊小腸鏡、大數據資料庫分
析、統合分析

【 診斷黏膜下腫瘤 】

7 透視黏膜層的內視鏡超音波

很多民眾會以為消化道腫瘤（如胃癌、大腸癌等）只會長在消化道最表層，也就是黏膜細胞層。長在最表層的腫瘤可以藉由內視鏡的放大、染色等進階功能來觀察，並配合切片病理結果來診斷。不過，並非所有的腫瘤都長在黏膜最上層，部分腫瘤可能會從消化道較深層的細胞長出來，這就是所謂的黏膜下腫瘤。

埋藏在深層細胞的病灶

什麼是黏膜下腫瘤？

消化道分為 5 層，由內而外包括黏膜層、黏膜肌層、黏膜下層、肌肉層與漿膜層。黏膜下腫瘤包羅萬象，但大多都是良性表現，如平滑肌瘤、脂肪瘤、迷走胰臟（異位性胰臟）等，均為常見消化道黏膜下腫瘤。但黏膜下腫瘤仍有少部分惡性機率或可能有轉化為惡性腫瘤之風險，如常見於胃部的胃腸道基質腫瘤、胃淋巴癌及常見於直腸或胃部的類癌。

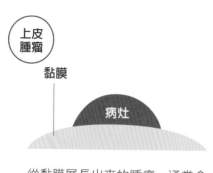

從黏膜層長出來的腫瘤，通常會突出黏膜層以上

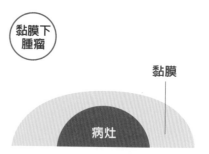

從黏膜層以下（包含黏膜下層、肌肉層、漿膜層）長出來的腫瘤

黏膜下腫瘤會有什麼症狀？

案例

　　女性，60 歲。因為上腹痛伴隨胃灼熱症狀來到腸胃科門診，在予以胃食道逆流相關用藥與治療後，症狀稍有緩解卻持續存在，於是安排她胃鏡檢查。透過胃鏡可以在胃竇部看到 1 個約 0.5 至 0.6 公分的突起病灶，而且病灶中央明顯凹陷。這種位於胃竇部、長得像肚臍的病灶，光是從胃鏡就可診斷為迷走胰臟了。保險起見，仍安排進一步的「細徑內視鏡超音波」檢查。

　　檢查過程中，醫師會先以打水機在病灶周圍蓄水，再將超音波探頭置於病灶周圍做掃描，以避免氣體的干擾。透過內視鏡超音波影像可見到低迴聲、偏異質性、邊界不明確的病灶，占據了至少黏膜下層到肌肉層，且內部似有管狀結構，確認為迷走胰臟。因為迷走胰臟多為胚胎發育異常造成，不需做特別治療，持續門診追蹤即可。

透過在胃竇部看到約 0.5 至 0.6 公分的突起病灶，而且中央明顯凹陷。

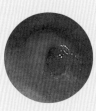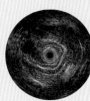

透過內視鏡超音波可見到低迴聲、偏異質性、邊界不明確的病灶。

　　迷走胰臟就是黏膜下腫瘤的一種。案例中女性的迷走胰臟算是偶然發現，和她表現出來的症狀並沒有直接關係，大多數長在消化道的黏膜下腫瘤，都不會有特別的症狀，甚至根本沒有感覺，只有

在黏膜下腫瘤壓迫消化道管腔（如食道、胃、腸等）時，才有機會導致管道阻塞。依黏膜下腫瘤的大小與發生位置，可能會出現吞嚥困難、消化不良、腹痛等臨床徵象。

就是因為黏膜下腫瘤缺乏明確表現，無論大小都不會造成黏膜表面異常，大部分的患者是在例行性內視鏡檢查中偶然發現的。進行一般內視鏡檢查（如大腸鏡、胃鏡等）時，僅能觀察到表面黏膜層，藏於深層的黏膜下腫瘤往往只能「推測」可能存在，而無法直接觀察，在一般情況下，若黏膜下腫瘤小於 1 公分，是可能偵測不到的。唯有黏膜下腫瘤長大把上方的黏膜層往上頂，內視鏡下才會發現有不正常的隆起，因而間接懷疑其下有病灶。

上皮腫瘤 vs. 黏膜下腫瘤

項目 \ 類型	上皮腫瘤	黏膜下腫瘤
常見型態	包括瘜肉，與各種常見的惡性腫瘤（如食道癌、胃癌、大腸癌等）	多為良性（如平滑肌瘤、脂肪瘤等），少部分有惡性風險
外觀	透過內視鏡可以直接觀察到黏膜之異常	內視鏡下所見黏膜正常平整，但下方有不正常的隆起
內視鏡篩檢	可藉由一般內視鏡檢查（如胃鏡、大腸鏡）清晰觀察，並藉由一般內視鏡做進一步的切片確診	一般內視鏡檢查只能勉強偵測，無法鑑別，也無法做進一步的切片確診，需以其他方式輔助

黏膜下腫瘤可能不是真的腫瘤

案例

　　男性，49歲。因為常感覺吞嚥困難、喉嚨有異物而從診所轉來醫院檢查，門診結束後，為他安排了上消化道內視鏡檢查。在上消化道內視鏡檢查中，可見到1個約1.5公分大小的鼓起病灶，位於中段食道，以生檢鉗壓迫後發現其腫瘤性質偏軟，而且一壓就凹陷下去。當時即推測應是囊腫或外在血管壓迫。進一步以內視鏡超音波觀察，也看到無迴聲均質性病灶從第3層長出來，證實其為食道囊腫。

　　此個案的吞嚥困難及異物感的確為食道囊腫所導致，此時，通常會依病人症狀之輕重，來評估開刀移除腫瘤的必要性。此個案雖然生活略感不適，但覺得尚能進食，便不願意冒開刀風險，目前仍於門診追蹤觀察中。

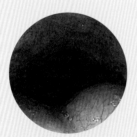

於內視鏡檢查時，發現食道中段有鼓起病灶

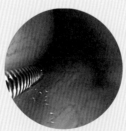

以生檢鉗壓迫後發現腫瘤性質偏軟，而且一壓就凹陷，推測為血管壓迫或囊腫

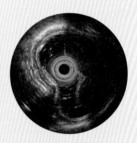

以內視鏡超音波觀察，發現無迴聲均質性病灶從第3層長出來，證實其為食道囊腫

消化道黏膜下腫瘤通常並無特定的風險因子，詳細機轉目前尚不明確，但大抵是與基因相關，自然也沒有有效的預防方式。由於不是所有的黏膜下腫瘤都需要治療，所以在早期就做出正確診斷、評估良惡性就相對重要，這將成為日後擬定追蹤或治療方式的主要評估準則。

當進行內視鏡常規檢查，發現黏膜表面正常，卻有不正常突起、疑似有黏膜下腫瘤時，會初步利用一些方法來間接推測該黏膜下腫瘤的性質，例如，以內視鏡器械生檢鉗推看看腫瘤會不會移動，或被推動後該病灶會不會消失，或向下擠壓看腫瘤是否會出現凹陷、性質偏軟還是偏硬等。

以上方法雖然都只能給予臨床「可能」的方向、無法做出明確的診斷，但有了初步想法，更有利於後續篩檢的安排與治療的進行。除此之外，許多黏膜下腫瘤並不是真正的腫瘤，而是被其他構造所壓迫而產生，像是一些內臟器官壓迫（如肝臟水泡）或腸道外血管推擠等，均可能造成胃腸管腔內產生類似腫瘤的不正常突起。有些靜脈瘤或管腔外血管壓迫所致症狀，仔細觀察往往可以看到表面黏膜透出藍黑色。

抓出使壞中的惡性病灶

黏膜下腫瘤的診斷工具

　　儘管逾 9 成黏膜下腫瘤皆為良性，但在確認或高度懷疑黏膜下腫瘤的存在後，通常仍需要進一步以內視鏡超音波來檢視該病灶，除非是病人狀況不佳（如年紀太大、心肺功能差或任何個人因素），以致再次內視鏡檢查風險高過未確診之風險。不過，即使無法做內視鏡超音波，仍可以選擇性進行電腦斷層或核磁共振等非侵入性檢查。當然，若透過內視鏡就可以確認為良性病灶，而且病灶小、不需進行進一步處理，就可以考慮定期以內視鏡追蹤就好。

內視鏡超音波 謝絕生理干擾影響判讀

　　相較於傳統從肚皮外照的腹部超音波，內視鏡超音波可以迴避腹壁脂肪及腸道空氣的干擾，依其所在消化道分層和超音波迴聲質地來初步判斷該腫瘤的性質及可能之鑑別診斷。消化道內充滿氣體，氣體會干擾超音波傳導而影響判讀結果，所以在使用內視鏡超音波，特別是細徑超音波探頭時，往往需要一邊檢查，一邊透過打水機往管腔內注水，讓探頭浸泡於水中再進行掃描。

腹部超音波 vs. 內視鏡超音波

項目	腹部超音波	內視鏡超音波
說明	隔著腹部皮膚層，從體外觀察體內的器官或組織，檢查前會先抹上凝膠，幫助聲波傳導與探頭移動。頻率一般使用 3.5MHz	隔著消化管腔黏膜層，觀察黏膜下病灶。細徑探頭頻率一般介於 12MHz 到 20MHz 間，環形與線型超音波探頭則介於 5MHz 到 20MHz
用途	腹部超音波主要用於觀察腹部非屬於腸胃道的臟器，如肝臟、膽囊及膽管、胰臟、脾臟、腎臟等	細徑探頭主要用於觀察黏膜下腫瘤。環形與線型超音波探頭因頻率較低，探測深度較深，可用於觀察腹部超音波較難看清楚的腹部臟器
說明	容易受到胃腸道空氣干擾，在觀察較深層的器官（如胰臟、膽道系統）時，較無法看清楚	一般內視鏡檢查只能勉強偵測，無法鑑別，也無法做進一步的切片確診，需以其他方式輔助

各具優勢的內視鏡超音波探頭

　　內視鏡超音波是將微小的超音波探頭裝在內視鏡鏡頭的前端，以胃鏡或大腸鏡檢查的方式，將超音波探頭帶入腸胃道。在使用內視鏡超音波前，往往會先以清水將消化道表面黏膜洗滌乾淨，避免殘渣、血漬、泡沫等干擾判讀。檢查期間，只要情況允許都會盡可能以腸胃道充水方式觀察，影像品質較佳。

至於某些不易蓄水的特定位置，如食道、胃竇部、十二指腸等，多半會直接將探頭貼近管腔黏膜，以減少氣體造成的影響。內視鏡超音波探頭可分為環型探頭、線型探頭、細徑探頭及管內探頭，在黏膜下腫瘤的檢查上主要會使用細徑探頭。

■ 細徑探頭：微小病灶、管腔狹窄最佳幫手

細徑超音波探頭是黏膜下腫瘤診斷的首選工具，其探頭頻率介於 12MHz 到 20MHz 間，由於管徑細小，可經由上下消化道內視鏡的生檢腔放入體內，不需更換內視鏡、重新探入體內，降低病人的不適感。細徑超音波探頭的優點之一在於將探頭置於病變處附近，就能直視病灶、針對微小病灶進行觀察，辨識度高。

有時候會碰到腫瘤導致管腔狹窄、內視鏡無法通過的情形，細徑超音波探頭因管徑細（僅 2.8 mm），大多狀況下都能通過狹窄處並對腫瘤進行掃描。細徑超音波探頭的缺點在於若腫瘤體積太大，便無法顯現全貌，腫瘤與周圍血管、器官的關係亦無法真實呈現。

■ 環型探頭：腫瘤定位、確認與周圍器官關係

環型及線型內視鏡超音波探頭均為探頭與內視鏡合而為一的側視鏡，在使用這種內視鏡時，常會在探頭上套上氣球，並在偵測病灶時往氣球內注水，以利探頭與消化道管腔接觸，進而減少氣體的干擾，故環型及線型探頭不需要打水機輔助，便可看到清晰的影像。

環型探頭頻率介於 5MHz 到 20MHz 之間，探頭的影像垂直於鏡身中軸，形成一扇形橫切面，類似電腦斷層之成像，故名為環型。對於腫瘤太大、超出細徑超音波偵查範圍者，環型探頭可以更明確定位其範圍及其與附近器官，血管等的關係。此外，環型探頭亦可輔以都卜勒超音波，檢測腫瘤內及周圍是否有血流，藉此與周圍管狀結構（如膽道）等做更明確的辨別，且在臨床治療上也有其意義，如腫瘤是否吃到血管、手術執行是否會增加難度等，此點也是細徑超音波探頭所不具備之優勢。

■ 線型探頭：適用於有穿刺需求的腫瘤

相較於環型探頭與細徑探頭僅能觀察，線型內視鏡超音波探頭最主要的優勢在於可以進一步執行介入性檢查或治療，在黏膜下腫瘤中最常被用到的功能就是「細針抽取」。線型內視鏡超音波探頭的影像平行鏡身中軸，形成一扇形的縱切面，雖然這會導致影像判讀上變得困難，但因為影像平行於鏡身、穿刺針出來的位置和影像在同一平面上，而使穿刺針能更為精準的插入腫瘤內部。

腸胃知識➕

超音波探頭頻率是什麼？

超音波的探頭頻率高低，主要會影響檢測的解析度與可探測之深度，對受檢者的感受度並沒有不同。超音波探頭的頻率越高，解析度越高，相對可探測深度就越淺，頻率越低，雖然解析度低，但可探測的深度也比較深。頻率高低，並無關於好壞。

內視鏡超音波探頭特色比較

項目	細徑探頭	環型探頭	線型探頭
用途	主要用於偵測黏膜下腫瘤，尤其適合觀察微小病灶，與管腔狹窄的情況	主要用於觀察腹部深層臟器（如膽、脾、胰）。部分體積較大、位置較深的黏膜下腫瘤亦可觀察	主要用於觀察腹部深層臟器（如膽、脾、胰）。部分體積較大、位置較深的黏膜下腫瘤亦可觀察
檢查方式	可經由一般上下消化道內視鏡的生檢腔放入體內，不需更換內視鏡	需更換為探頭與內視鏡合而為一的側視鏡	需更換為探頭與內視鏡合而為一的側視鏡
探頭頻率	介於 12MHz 到 20MHz 之間	介於 5MHz 到 20MHz 之間	介於 5MHz 到 20MHz 之間
特色	① 對位於表淺層的黏膜下腫瘤，解析力較強 ② 使用一般內視鏡即可，病人不適感較低 ③ 管徑細，對因腫瘤或各種原因導致的管腔狹窄，以致一般內視鏡無法通過的情況，仍能通過並對腫瘤進行掃描	① 對於腫瘤太大、超出細徑超音波偵查範圍的病灶，可定位其範圍及其與附近器官、血管的關係 ② 可檢測腫瘤內及周圍是否有血流，藉此做更明確的判別	① 對於腫瘤太大、超出細徑超音波偵查範圍的病灶，可定位其範圍及其與附近器官、血管的關係 ② 可檢測腫瘤內及周圍是否有血流，藉此做更明確的判別
缺點	① 無法檢測腫瘤內及周圍是否有血流 ② 體積太大的黏膜下腫瘤有時無法明確界定其範圍	① 因探測範圍廣，解析力較差 ② 管徑較粗，病人易不適	① 因探測範圍廣，解析力較差 ② 管徑較粗，病人易不適

進行內視鏡超音波需要麻醉嗎？

　　無論使用哪一種內視鏡超音波的探頭，檢查時間都會比單獨做一般上下消化道內視鏡長，加上流程中需要蓄水以利觀察，若受檢者因不適而無法配合，便會增加被水嗆到，甚至吸入性肺炎的風險。此外，環型線型的超音波探頭比一般內視鏡管徑來的粗，不適感更強烈。考量以上種種因素，若非病人經評估麻醉風險過高或對麻醉藥物過敏，通常會建議在麻醉科協助下，施打適量麻醉鎮靜藥物，以無痛方式進行，減緩檢查過程的不適與風險。

　　使用鎮靜麻醉藥物在臨床上有意義的併發症機率僅約 0.1%，輕如噁心、嘔吐，重則可能呼吸抑制，不過幾乎都能視症狀做及時治療，甚少有胃腸道內視鏡檢查因使用鎮靜麻醉而死亡之案例，病例報告小於萬分之一。

排除「假腫瘤」的初步鑑定

　　在內視鏡超音波的輔助下，消化道的分層更容易判斷，由內而外包括黏膜層、黏膜肌層、黏膜下層、肌肉層與漿膜層等 5 層。藉由鏡頭下的黑白交間分層，可以判別該黏膜下腫瘤是從哪一個分層長出來的，並進一步確認腫瘤是屬於高迴聲或低迴聲、均質性或異質性與腫瘤輪廓是否清楚，以做出初步的鑑別診斷，判斷此黏膜下腫瘤為良性腫瘤，還是惡性腫瘤。

一般來說，高迴聲且均質性的腫瘤通常為良性，腫瘤輪廓清楚與否則與良惡性無關，不過這些都只能做大概的推斷，還是必須配合腫瘤所在分層，與位於消化道的位置（食道、胃、十二指腸等），才能整合鑑別診斷，提高對良惡性的診斷率，並排除部分因外在組織或器官壓迫導致導致的疑似病灶。舉例而言，平滑肌瘤多存在於第2層（黏膜肌層）或第4層（肌肉層）、以低迴聲表現，而脂肪瘤則多在第3層（黏膜下層）被發現、以高迴聲表現。

病理檢查的終極確診

內視鏡超音波能針對黏膜下腫瘤做大致上的鑑別診斷，若診斷後良性程度極高（如脂肪瘤）就不需要做病理確認，但若在整合的鑑別診斷中，無法完全排除惡性可能，例如低迴聲且位於第4層的病灶，就有可能是胃腸道基質腫瘤，進一步病理確認就是必要的，這時可以在內視鏡超音波的輔助下，做深層切片或細針抽吸。

■ 深層切片

深層切片在一般內視鏡下就可以進行。以內視鏡超音波掃瞄出腫瘤的所在分層之後，以一般內視鏡從黏膜層不斷地往下切片，一直切到疑似黏膜下腫瘤的位置，就可以進行深層切片。不過，依過去臨床經驗統計數據顯示，以深層切片來獲取黏膜下組織的準確度並不高，大約僅3成。故在情況許可下，包括醫院設備、技術與病人實際情況等，細針抽吸仍是目前黃金準則。

■細針抽吸

簡單來說，細針抽吸是指以細針穿刺後，再用抽吸方式取得檢體。藉由線型內視鏡超音波的導引，能準確將細針插入黏膜下腫瘤並獲取檢體，做更準確的判斷，正確率達 90% 以上，若能請病理科醫師在旁直接閱片，以避免沒有取得適當檢體（若無可直接重新取樣），其準確度還能往上提升。雖然細針抽吸屬於侵入性的檢查，但發生併發症的比例並不高，最常見的還是術後出血，但大多數會自行止住。

深層切片 vs. 細針抽吸

項目	深層切片	細針抽吸
設備	一般上下消化道內視鏡	線型內視鏡超音波
過程	找出腫瘤所在分層後，從黏膜層不斷地往下切片，一直切到疑似黏膜下腫瘤處便為深層切片。	直接定位腫瘤的位置，以細針穿刺黏膜下腫瘤後，再用抽吸方式取得檢體。
準確率	約 3 成。因為不是在明確看得到病灶的情況下進行，準確度不高。	9 成以上。因為在可以在明確看到病灶下進行，敏感度或特異性判斷均在 9 成以上。

※ 敏感度為實際為陽性的樣本中，判斷為陽性的比例。特異性為實際為陰性的樣本中，判斷為陰性的比例

適合大腫瘤的非侵入性檢查

部分族群因故無法承受侵入性檢查時的風險，就會考慮以電腦斷層或核磁共振等非侵入性的方式來檢查。需要注意的是，若優先選擇以下 2 種非侵入性檢查，除非百分之百把握是惡性腫瘤而直接做手術處理，否則仍建議補做內視鏡以進行病理確診。

電腦斷層・手術治療前不可省略的檢查

電腦斷層很適合用在體積較大，甚至是已經穿出消化道外的黏膜下腫瘤，透過電腦斷層能更清晰勾勒出腫瘤的輪廓及其與附近器官的關係。此為進行後續手術治療或診斷為惡性腫瘤後做癌症分期，不可或缺的檢查工具。只是電腦斷層無法偵測到體積較小的黏膜下腫瘤，對腫瘤的性質、良性或惡性區分也比較沒有診斷力。

核磁共振・對軟組織的解析度更高

核磁共振是運用磁場原理，將人體置於靜磁場中，並利用特定的射頻無線電波脈衝刺激受試者，再以偵測器收集受試者所釋出的回波，最後根據這些資料重組出具高解析度的對比影像。適合用來替體積大的腫瘤定位與確定範圍。相比於電腦斷層，核磁共振對於軟組織（如肌肉、脂肪、結締組織、皮膚等）的解析度更高。

消化道常見的黏膜下腫瘤

項目	平滑肌瘤	脂肪瘤	囊腫	迷走胰臟	
說明	起源於平滑肌組織的良性腫瘤	脂肪組織異常增生形成的腫塊	先天遺傳或不明原因造成之良性疾病，內有液體，外有光滑的囊壁包裹	在胰腺本身以外生長（如胃部）的孤立胰腺組織	
常見部位	食道、胃賁門處	胃竇部、十二指腸、直腸	全消化道都有可能，特別是食道、胃、十二指腸	胃竇部	
常見分層	第 2 層或第 4 層	第 3 層	主要在第 3 層	第 2 層到第 4 層	
腫瘤性質	良性	良性	良性	良性	
內視鏡超音波下特徵	低迴聲、圓形。通常為均質性，界限明確	高迴聲、界限明確	無迴聲、均質性	低迴聲、異質性，界限通常不明確	

靜脈瘤	許旺神經瘤	胃腸道基質腫瘤	淋巴癌	神經內分泌腫瘤
靜脈血滯留而形成的囊狀病灶	源於許旺氏細胞的間質細胞腫瘤	源於胃腸道的間葉細胞，並可在腹腔內擴散之肉瘤	原發於淋巴結或淋巴組織的惡性腫瘤	源自內分泌系統的腫瘤
食道、胃賁門或胃底部	胃	胃部最常見，十二指腸、小腸、大腸也可能有	胃部最常見	全消化道都有可能
第 2 層或第 3 層	第 3 層或第 4 層	第 4 層	第 2 層到第 4 層	第 1 層到第 4 層均有可能（不限於黏膜下）
良性	大多為良性，惡性度極低	依腫瘤大小、細胞分裂程度及所在部位，惡性度有所不同： ① 一般建議大於 2 公分就一律予以手術或內視鏡切除 ② 惡性度：大腸 > 小腸 > 胃	惡性	可能轉化成惡性
無迴聲，如蛇爬行般的病灶	低迴聲，界限明確	低迴聲，通常為均質性，但若腫瘤過大有可能為異質性	低迴聲	低迴聲

※ 消化道黏膜分為 5 層，由內而外分別是第 1 至 5 層，依序為黏膜層、黏膜肌層、黏膜下層、肌肉層與漿膜層。

本篇章作者

>>> 黃唯誠

於萬芳醫院完成消化內科訓練後，接受日本武
田獎學金前往國立東京癌症中心，鑽研消化道
早期癌及消化道黏膜下腫瘤診斷與治療。現同
時致力於基層醫療、早期癌症診斷與內視鏡超
音波技術。

現職
- 土城立承診所專任醫師
- 臺北市立萬芳醫院消化內科兼任主治醫師

專長
一般內科及消化內科疾病、消化道內視鏡檢查、
消化道早期癌症診斷、消化道黏膜下腫瘤

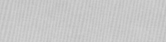

【治療黏膜下腫瘤】

8 有效**終結**
15%癌化可能性

有將近8成5的黏膜下腫瘤惡化機率低,只需定期追蹤。
另外1成5的患者即使有惡性變化可能性,及早移除並給
予相關治療,仍可以達到預防癌症的效果。內視鏡治療
相對於開腹手術或腹腔鏡手術侵襲性低,病人身體負擔也
小,在病灶尚未有嚴重惡性變化或淋巴轉移前,以內視鏡
手術治療黏膜下腫瘤通常是首選。

先進的內視鏡技術，一眼就看出端倪？
85％低風險病灶不再白挨刀

由於多數消化道黏膜下腫瘤早期並不會造成疼痛、出血或阻塞的症狀，所以過去黏膜下腫瘤被診斷出來時，嚴重程度相對較高，通常得透過外科手術切除或全身性化學治療，對於病人的生活品質與存活期有相當大的影響。近年來，在消化道內視鏡廣泛被使用的背景下，經由篩檢或健檢內視鏡而被診斷出來的消化道黏膜下腫瘤，多半仍為小型、早期的病灶，遠端轉移機會極低，要靠內視鏡手術治療就達到痊癒不是不可能。

用內視鏡就能初步推估治療方向

根據醫療文獻的統計，黏膜下腫瘤要發生惡性變化的機率低於15％，也就是說，有些黏膜下腫瘤僅需要接受定期追蹤，並不需要做切除手術。過去由於醫療技術限制，在一般內視鏡下，要區別黏膜下腫瘤是否有惡性變化的跡象，是相當困難的。同時，常用來取得病灶檢體的「內視鏡切片術」，只能取得黏膜層或表淺黏膜下層組織，導致黏膜下腫瘤經常無法在進行切除前就取得足夠組織做病理診斷。

隨著醫療技術的發展，目前已經可以大幅避免上述的情況，專科醫師不僅能以內視鏡初步推測腫瘤位置、形狀、大小，還能評估進一步檢查的必要性，如使用內視鏡超音波（endoscopic ultrasound，EUS）來判斷完整切除的必要性等。除此之外，在黏膜下腫瘤治療取下後的完整病灶，能協助病理科的診斷達到最準確。

消化道最內側為黏膜層（mucosal layer），主要功能為分泌消化液與營養的吸收。黏膜層由內至外又可細分為上皮層、固有層及黏膜肌肉層（epithelium，lamina propria and muscularis mucosa）。

黏膜層往外則是黏膜下層（submucosal layer），黏膜下層是一層相對鬆散的組織，有許多血管與淋巴組織，運送著血液與從黏膜層所吸收的養分。正是因為黏膜下層組織鬆散的特性，在執行黏膜下腫瘤手術前，會在黏膜下層注射緩衝液、使黏膜層突起，形成一個安全範圍，確保內視鏡切除時的安全性。

再往更外側則為肌肉固有層（muscle layer，muscularis propria），主要負責消化道的蠕動。肌肉層可說是消化道最堅韌的一層，維持著消化道的張力與完整，當肌肉層受損時，有相當高的機率會形成消化道穿孔。消化道最外側的結締組織（漿膜層）是固定消化道並連接周邊的血管與器官的大功臣。

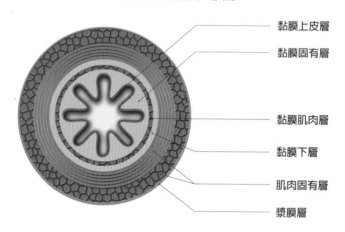

‹ 消化道分層示意圖 ›

黏膜上皮層

黏膜固有層

黏膜肌肉層

黏膜下層

肌肉固有層

漿膜層

最需斬草除根的 2 種黏膜下腫瘤

　　消化道黏膜下腫瘤的治療，是針對有惡性變化傾向的病灶做治療，也就是神經內分泌瘤（neuroendocrine tumor）與胃腸道基質瘤（gastrointestinal stromal tumor）。神經內分泌瘤主要分布於消化道的黏膜下層，胃腸道基質瘤則多於固有肌肉層裡發現。消化道黏膜下腫瘤治療的重點，除了是要將腫瘤安全且完整的移除，還要盡量減少固有肌肉層的破壞，維持消化道的張力。

什麼是神經內分泌瘤？

　　神經內分泌細胞是一群具有內分泌功能的神經細胞，廣泛分布於人體的不同器官中，尤其好發於消化道內，通常可以透過胃鏡、大腸鏡及腹部超音波偵測到。

位於不同器官的神經內分泌瘤，會有不同的臨床症狀表現，最常見的包含慢性腹瀉、熱潮紅、發熱、心悸、慢性咳嗽等，但有部分無功能性的神經內分泌瘤並不會有症狀產生。根據 2019 年最新 WHO 的分類，將不正常增生但帶有良好分化的腫瘤稱為「神經內分泌瘤」，並依據顯微鏡下的分化，由好到壞進一步列為 G1、G2、G3 等 3 個級別。若神經內分泌細胞不正常增生且帶有不良分化，則稱為「神經內分泌癌」，也是所謂的「類癌」。類癌雖然如同癌症般具有惡性傾向，卻不像癌症那樣生長快速且容易侵襲其他組織，只要能早期發現並接受治療，痊癒機會相當大。

什麼是胃腸道基質瘤？

胃腸道基質瘤是腸胃道中僅次於大腸癌與胃癌，第 3 常見的惡性腫瘤。胃腸道基質瘤最常好發的部位在胃。大多數的腸胃道基質瘤在早期並不會有症狀，很多在早期偵測到的病人，都是因為接受健康檢查，無意間被胃鏡或大腸鏡所發現的。

當腸胃道基質瘤出現出血或阻塞等症狀時，多半已經無法透過低侵襲性（如腹腔鏡手術或內視鏡全層切除手術）的方式治療。雖然腸胃道基質瘤被視為惡性腫瘤，但其侵襲性差異非常大，專科醫師通常會針對腫瘤大小、手術風險及其所侵犯的器官來判斷接受切除手術的必要性，一般來說，大於 2 公分或發生於非胃部的腸胃道基質瘤都需要進行切除。

我的黏膜下腫瘤該選哪種手術呢？

低侵襲性的 4 種內視鏡手術

近年來，關於黏膜下腫瘤的內視鏡治療，不論在安全性或完整切除率皆有很大的進展。至於內視鏡術式的選擇上，除了要評估腫瘤類型、大小、位置或造成的症狀外，還得配合病人的個人情況（如年齡、慢性病史、餘命、個人偏好等），來選擇最符合的治療方式。相較於傳統外科手術（開腹手術）或腹腔鏡手術，內視鏡治療的低侵襲性，病人身體負擔相對較小，但僅限於病灶尚未有嚴重惡性變化或淋巴轉移前。

黏膜下切除術 適合 1 至 2 公分的腫瘤

案例

男性，54 歲。個案因糞便潛血結果為陽性，進而接受大腸鏡檢查。檢查時不僅發現多顆大腸瘜肉，檢查當下就予以切除，同時發現位於直腸處有 1 顆約 0.7 公分大小的黏膜下腫瘤。再經內視鏡超音波檢查，確認為 1 個位於黏膜下層的低迴音性腫瘤，因此安排內視鏡黏膜下切除術切除。

　　切除後病灶經病理化驗確診為第1級（G1）良好分化之神經內分泌瘤。雖然確診為惡性腫瘤，但腫瘤已透過內視鏡黏膜下切除術完整切除，且再以電腦斷層檢查顯示並無周邊侵犯與轉移現象，因此病人只需要持續追蹤，不需要接受全身性化學治療。

　　內視鏡黏膜下切除術（Endoscopic submucosal resection，ESMR）可視為內視鏡黏膜切除術（Endoscopic mucosal resection，EMR）的進階應用。藉由此術式的應用，可以更安全的利用內視鏡切除約1至2公分的黏膜下腫瘤。雖然內視鏡黏膜下切除術有約9％機率造成出血併發症，但多數可以利用內視鏡達到止血效果。值得注意的是，這種術式不適合用來切除經由肌肉層長出的腫瘤，因為不只穿孔風險增加，無法達到腫瘤完整切除的可能性也高。

基本款黏膜下切除術（ESMR）

　　進行內視鏡黏膜下切除術時，醫師會先透過內視鏡、利用注射針將緩衝液注入黏膜下層，在黏膜下層組織充滿緩衝液後，會於表面隆起，形成一個安全範圍，避免手術過程傷及肌肉層。若隆起不佳，醫師會在腫瘤周圍黏膜進行預先切開（pre-cut）幫助後續環形切刀環套腫瘤。下一步再以內視鏡環形切刀環套著病灶，藉由電燒方式將病灶切下。透過上述方式取下病灶會在黏膜層留下比較大的傷口，因此可能會需要以內視鏡止血夾來關閉傷口，避免後續產生出血或穿孔。

透明環輔助的黏膜下切除術（ESMR-C）

　　由於黏膜下腫瘤長的位置通常都比較深，常會發生注射緩衝液後，仍難以利用環形切刀「完整」環套的情形，所以需要以其他器材來輔助。例如，在內視鏡前端加裝一個透明環，並借助內視鏡抽吸的力量將病灶整個吸入透明環內，再趁機利用環形切刀套住病灶、進行後續切除步驟。這個方法透過透明環（cap）的協助，所以被稱為「ESMR-C」。有助於同時達成縮短手術時間及提升完整切除腫瘤比例，但多半用來處理小於 1 公分的病灶，避免受限於透明環大小而無法完整取下腫瘤。

◀ ESMR-C 手術示意圖 ▶

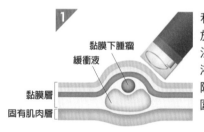

1 利用注射針於黏膜下層注射緩衝液，形成切除的安全範圍

黏膜下腫瘤
緩衝液
黏膜層
固有肌肉層

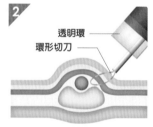

2 透過內視鏡的「工作通道」將環形切刀伸入透明環內

透明環
環形切刀

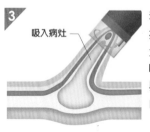

3 利用內視鏡抽吸的力量，將病灶吸入透明環與環形切刀內

吸入病灶

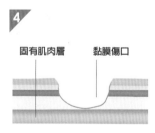

4 成功將病灶切除，並保持了固有肌肉層的完整

固有肌肉層　黏膜傷口

結紮環輔助的黏膜下切除術（ESMR-L）

　　另一種內視鏡黏膜下切除術進階款是與 ESMR-C 有點相似的方法。同樣是利用內視鏡抽吸的力量將病灶吸起，但是改以內視鏡結紮環輔助，將病灶下方環套住，再利用環形切套切下。因為是利用結紮（ligation）的方式來進行，所以被稱為「ESMR-L」。根據臨床分析，完整取下腫瘤（en bloc resection）能降低局部復發機率。相較於 ESMR 有助於同時達成縮短手術時間及提升完整切除腫瘤比例，但受限於結紮環的大小，當腫瘤大於 1 公分時，無法完整取下腫瘤的比例會上升。

◀ ESMR-C 手術示意圖 ▶

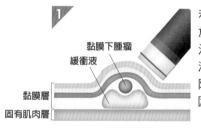

1
黏膜下腫瘤
緩衝液
黏膜層
固有肌肉層

利用注射針於黏膜下層注射緩衝液，形成切除的安全範圍

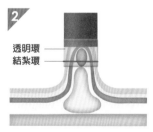

2
透明環
結紮環

利用內視鏡抽吸力量將病灶吸入透明環

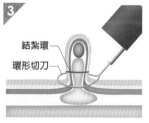

3
結紮環
環形切刀

利用結紮環環套病灶後，再使用環形切刀從結紮環下方切除病灶

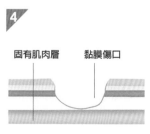

4
固有肌肉層　黏膜傷口

成功將病灶切除，並保持了固有肌肉層的完整

黏膜下剝離術 突破腫瘤大小的限制

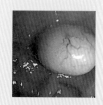

女性，40 歲。個案因為腹痛至消化科門診就診，只是以藥物治療後，改善很有限，因此安排大腸鏡檢查。大腸鏡檢查於直腸發現 1 顆約 10 公分大小的黏膜下腫瘤（如附圖）。

考量切片檢查無法得到病理診斷，因此安排內視鏡黏膜剝離術取下，同時進行診斷與治療。手術前，先進行內視鏡超音波檢查確認病灶位於黏膜下層、大小為十點二一公分的低迴音腫瘤。以內視鏡黏膜剝離術將病灶完整剝離後，以內視鏡止血夾關閉傷口，並進一步做病理化驗。

後續化驗結果確認為第 1 級（G1）良好分化之神經內分泌瘤。雖然最終確認黏膜下腫瘤為惡性腫瘤，但歸功於早期發現，切除後不需追加化學治療或放射治療，後續以內視鏡及電腦斷層追蹤也無復發跡象。

內視鏡黏膜下剝離術（Endoscopic submucosal dissection，ESD）利用其黏膜下剝離的特性，可以克服腫瘤大小的限制，適合用來切除大於 2 公分的黏膜下腫瘤，甚至可以用來完整切除肌肉層生長出來的黏膜下腫瘤。內視鏡黏膜下剝離術是一個難度高、耗時長，而且出血及穿孔風險機會相對高的術式。

手術進行前，醫師會先仔細評估手術範圍，並在黏膜上標註記號。接著，在病灶的黏膜下層注射緩衝液、製造安全範圍後，再沿著安全範圍進行黏膜下層的剝離。剝離到病灶處時，可以充分確保病灶剝離深度的安全性與完整性。若是肌肉層長出的病灶，則須更仔細針對受影響的肌肉層進行剝離（muscularis dissection），以期取下整個腫瘤。由於這個方法會留下較大的傷口，利用止血夾關閉傷口通常是必要的。

隧道式腫瘤切除術 維持消化道完整的切除法

黏膜下隧道式腫瘤切除術（Submucosal tunneling endoscopic resection，STER）可以視為內視鏡黏膜下剝離術的進階應用，優點在於可以維持黏膜層完整度，即使肌肉固有層受傷，也不太會導致消化液滲出至消化道，減少術後腹膜炎及胸縱隔腔炎的機率。

黏膜下隧道式腫瘤切除術一樣會在黏膜下層注射緩衝液，在黏膜隆起產生安全範圍後，會於距離病灶約 5 公分的黏膜上製造 1 個小切口，內視鏡就從這個切口「鑽入」，並進行黏膜下剝離，形成通往病灶的「隧道」，最後將其切除。待內視鏡退出隧道，會利用止血夾來關閉傷口。黏膜下隧道式腫瘤切除術尤其適合使用在食道肌肉層及胃賁門肌肉層生長出來的腫瘤。

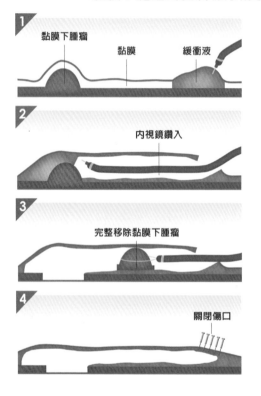

◀ 黏膜下隧道式腫瘤切除術示意圖 ▶

1
黏膜下腫瘤　黏膜　緩衝液

利用黏膜下注射術製造一個切除的安全範圍

2
內視鏡鑽入

從距離腫瘤 5 公分處的黏膜層切口鑽入黏膜下層，逐漸剝離至腫瘤位置

3
完整移除黏膜下腫瘤

將腫瘤完整移除並取出後，留下 1 個位於肌肉層的缺口

4
關閉傷口

將黏膜切口以止血夾關閉，不需修補肌肉層缺口即可避免食物或消化液滲漏出消化道外

全層切除術　適用於深層肌肉層的腫瘤

　　雖然以內視鏡黏膜下剝離術或黏膜下隧道式腫瘤切除術就能處理從肌肉固有層生長出來的腫瘤，但對於侵犯深層肌肉層的腫瘤，仍有無法完全切除的疑慮。當術前評估發現腫瘤長的位置在深層肌肉層，就會考慮進行內視鏡消化道全層切除術（Endoscopic full-thickness resection），以確保將腫瘤侵犯範圍完整性切除。內視鏡全層切除術是目前內視鏡黏膜下腫瘤治療中，最能確保腫瘤完整切除的術式外，同時能利用在困難治療的位置（如胃底部及胃體部近端）。然而，內視鏡全層切除術也是破壞程度最大的治療方式，因此不僅需要經驗豐富的醫師執行，術前評估更要加倍審慎。內視鏡全層切除術可區分為 2 大方式。

方式 1：搭配電燒切刀

內視鏡全層切除術的第 1 種方式為利用內視鏡電燒切刀針對病灶侵犯範圍進行全層切除，病灶切除後留下的破口，再利用內視鏡止血夾配合內視鏡束環或內視鏡縫合裝置將確實關閉。內視鏡全層切除術可以處理較大較深的腫瘤，最大可以達到 4 到 5 公分，但由於術中會有相當時間無法維持消化道的完整，因消化液滲漏可能導致術後感染或發炎，而有腹痛或發燒的症狀，致使延長住院或恢復期，嚴重感染的病人可能會有生命危險。

◆ 搭配電燒切刀的全層切除術 ◆

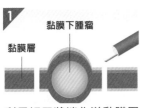

利用切刀將消化道黏膜層做全層的切開

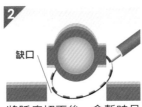

將腫瘤切下後，會暫時呈現一個消化道的缺口

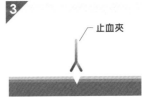

利用內視鏡束環配合止血夾將傷口關閉

方式 2：搭配特殊吻合夾（OTSC）

　　內視鏡全層切除術的第 2 種方式為先利用組織夾夾住病灶、將其拉起後，再利用特殊的內視鏡吻合夾（over-the-scope-clip，OTSC）或內視鏡束環將病灶底部夾緊封口，製造出漿膜層對接（serosa-to-serosa apposition），再將被漿膜層對接包圍的病灶利用環形切刀切下。這種方式因為手術過程消化道維持完整、不會產生破口，自然沒有消化液滲漏的疑慮，術後感染的可能性降低。不過，受限於內視鏡吻合夾的大小，過大的腫瘤無法使用這種方式切除（平均可切除腫瘤大小為 1.3 公分）。

◀ 搭配 OTSC 的全層切除術 ▶

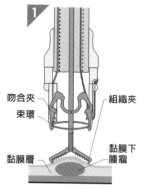

吻合夾
束環
黏膜層

組織夾
黏膜下腫瘤

確認病灶位置，探入內視鏡後準備手術

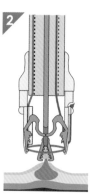

透過內視鏡組織夾協助，將黏膜下病灶夾入特殊內視鏡吻合夾（OTSC）內

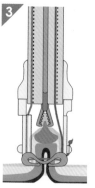

將 OTSC 釋放後，將消化道全層夾起，漿膜層相互對接

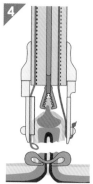

利用環型電刀將腫瘤切下後，由於已預先將切口關閉，不會形成消化道暫時性缺口

超前攔截，終結消化道早期癌

黏膜下腫瘤切除的建議手術方式

種類	腫瘤位置	
	黏膜下層	固有肌肉層
小於 2 公分	■ 內視鏡黏膜下切除術（ESMR） ■ 內視鏡黏膜下切除術 - 結紮環協助（ESMR-L） ※ 適用小於 1cm 病灶 ■ 內視鏡黏膜下切除術 - 透明環協助（ESMR-C） ※ 適用小於 1cm 病灶	■ 內視鏡黏膜下剝離術（ESD） ■ 黏膜下隧道式腫瘤切除術（STER） ■ 內視鏡消化道全層切除術（EFTR） ■ 搭配 OTSC 內視鏡消化道全層切除術（EFTR-OTSC） ※ 適用小於 1.4cm 病灶
大於 2 公分	■ 內視鏡黏膜下剝離術（ESD） ■ 黏膜下隧道式腫瘤切除術（STER）	■ 內視鏡黏膜下剝離術（ESD） ■ 黏膜下隧道式腫瘤切除術（STER） ■ 內視鏡消化道全層切除術（EFTR）

※ 此表為一般情形之建議，但仍須由專業醫師依據病人的年齡、慢性疾病史、經濟狀況、意願、腫瘤型態與醫院或醫師之經驗等進行全面評估

本篇章作者

>>> 黃世斌

於萬芳醫院完成消化內科訓練，鑽研消化道內視鏡診斷及各項內視鏡治療，致力於消化道腫瘤診斷及民眾衛教。

現職
- 臺北市立萬芳醫院一般內科主治醫師
- 臺北市立萬芳醫院消化內科主治醫師

專長
上下消化道內視鏡及切片、瘜肉切除術、上下消化道內視鏡止血術

1 吃對東西 養成癌症討厭 的體質

「民以食為天」的觀念源遠流長，食物的攝取是身體營養和熱量的來源，用以維持細胞及組織的生長與發育，同時也會增強免疫系統。隨著資訊傳播與飲食西化，食物的種類與料理的方式越來越多樣化。「吃對東西」對預防早期癌症尤其重要。許多文獻研究指出，飲食與消化道癌症的發生息息相關。

世界衛生組織（WHO）明定的致癌物
絕對要戒斷的 3 大惡習

　　世界衛生組織已經陸續將菸、酒、檳榔定義為「第一類致癌物」，指的就是「確定會對人體產生致癌性的物質」，持續接觸的癮君子，癌症發生率比起一般人高出數倍，而且接觸時間越長，罹癌機率跟著攀升，舉凡口腔癌、胃癌、食道癌、肝癌、腸癌、胰臟癌等，都可能找上門。若不設法戒斷菸、酒和檳榔，就是在培養長出癌症的溫床，自願成為癌症候選人。

◥ 那些因為抽菸喝酒而得到的癌症 ◤

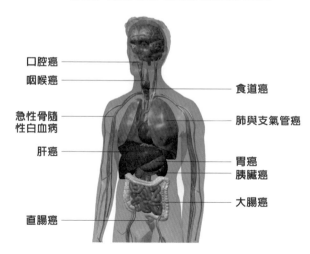

口腔癌
咽喉癌
急性骨髓性白血病
肝癌
直腸癌

食道癌
肺與支氣管癌
胃癌
胰臟癌
大腸癌

抽菸 一天一包菸，快一點當神仙

抽菸是致癌的主要原因之一，可能會引發的消化道癌症包括食道鱗狀上皮細胞癌、胃腺癌、大腸癌。除此之外，也會導致肺癌、口腔癌、頭頸癌、膀胱癌、肝癌、腎臟癌、胰臟癌和子宮頸癌等，約有 3 成的癌症死亡人口和抽菸有關。很多人以為抽菸只會傷害肺臟，實際上抽菸會傷害身體的任何一個器官，根據世界衛生組織的統計數據，有菸癮的人壽命比一般人減少 15 年，全世界每 6 秒就有 1 個人死於菸害。

菸裡的殺手級成分：尼古丁與焦油

對全世界而言，菸草造成的公共衛生問題是相當嚴重的。對身體的危害更是不容忽視，其危害主要是來自於燃燒時所釋放的有害物質。依照估計數據顯示，菸草燃燒時所產生的煙霧，含有超過 7,000 種化學物質和相關化合物，包括有數百種對身體有害，甚至有近百種是已知的致癌物質。尼古丁成分導致吸菸過程，身體啟動尼古丁受器，促使癌症細胞增生。菸品燃燒時，產生的焦油物質在經過消化道（如口腔、食道、胃及大腸）時，多環芳香烴化合物之代謝物容易與在消化道黏膜細胞的 DNA 結合形成一個 DNA 片段（DNA adduct），這個過程極有可能是癌細胞或癌變的開始。國際癌症研究機構（IARC）已將燃燒不完全會產生多環芳香烴化合物的焦油列為確定致癌物。

以為只會得肺癌：消化道癌症可能因菸癮而來

很多人會以為抽菸的煙霧只會進到呼吸道、影響肺部組織，而不知道部分煙霧會經過食道，進入胃部，對消化道的負面影響不容小覷。在食道的話，會造成上皮黏膜層細胞病變，產生黏膜層的鱗狀上皮細胞癌。有研究指出，抽菸族群罹患食道鱗狀上皮細胞癌機率是不吸菸者的 3 至 4 倍，吸菸合併喝酒罹患食道鱗狀上皮細胞癌率則飆升至一般人的 20 倍左右。當煙霧進到胃部，尼古丁等化學物質會使胃表層微血管收縮，使胃黏膜層缺血，導致發炎反應，同時也刺激胃黏膜細胞，長期下來就很容易產生胃（腺）癌。抽菸不僅會增加大腸黏膜細胞病變，導致大腸癌，也有研究指出抽菸會增加腺瘤性瘜肉生長或復發，腺瘤正是大腸癌常見原凶。

別逼人與你同歸於盡：二手菸與三手菸

二手菸是一種非自願吸入的菸煙。在菸草燃燒不完全的情況下，二手菸釋放出的有害物質甚至更容易致癌。二手菸物質分為主流煙與側流煙，主流煙是吸菸者吸入、吐出的菸煙，側流煙則是菸草經過不完全燃燒而流入空氣中，側流煙的有害物質與致癌物質比例，通常比主流煙還要多，對健康威脅更大。跟抽菸者一樣的是，吸入的二手菸不僅進入鼻腔與肺部，也有部分會進入到消化道，提升消化道癌症發生的風險。三手菸是指吸附在物品表面或粉塵上，再次逸散到空氣中的菸煙，裡面包含亞硝胺等多種致癌物質。三手菸可能黏附在牆壁、沙發、窗簾、衣物等物品，吸菸者的皮膚、毛髮也

可能存在。吸菸後接觸家人前，建議洗澡並更換衣物，減少三手菸對其他人的危害。

有害物比尼古丁更毒：電子菸

不論國內外，使用電子菸產品的比例皆有逐漸上升趨勢，曾有宣傳標榜電子菸不含焦油、毒物較少與不會形成二手菸，但 WHO 仍於 2019 年指出並無證據證明電子菸能減少健康危害和幫助戒菸。近期，美國有研究個案指出，許多年輕人的死亡被懷疑與吸食電子菸有關。英國也報導，吸食電子菸族群常見有呼吸急促、咳嗽、胸痛與腸胃道不適等症狀。根據歐盟調查，電子菸即使不一定含有尼古丁，有害物質卻高達 40 種以上，包括可丁寧（Cotinine）、毒藜鹼（anabasine），還有與消化道癌症發生有關的亞硝基新菸草鹼前趨代謝物，會轉化誘發亞硝胺物質，進而對消化道黏膜產生傷害。

◀ 無所不在的致癌菸害 ▶

一手菸	二手菸	三手菸	電子菸
菸草燃燒後的煙霧會產生近百種致癌物質，其中焦油已被 WHO 認定為致癌物	旁人被迫吸入菸草燃燒不完全的側流菸，其致癌力更強，對健康危害不輸吸菸者本身	菸煙附於物品上、殘留在環境中，與空氣中化合物行化學作用形成新毒物	含有發生消化道癌症的前驅代謝物，會破壞消化道黏膜 ※ 目前並無證據顯示電子菸有助於戒菸或對健康危害較低

喝酒 別讓醉後的心聲，變成最後的心聲

雖然喝酒與吸菸、嚼檳榔一樣，早就被確認是致癌因素，但多數人還是以為「豪飲才會傷身」，甚至有「飲酒促進健康」的錯誤觀念。根據流行病學研究，飲酒可能直接或間接導致消化道癌症，尤其是食道鱗狀上皮細胞癌。與常發生在食道下段的食道腺癌不同，食道鱗狀上皮細胞癌大部分是發生在食道上段或中段區域，其危險因子與飲食種類有密切關係，包括大量及長期的攝取酒精。

才不管喝多喝少喝什麼，只要是酒癌症都喜歡

不是說喝了酒後，沒有臉紅，就可以放心喝，其實這種人往往會因為沒有不適而不知節制，更容易喝下大量的酒。雖然罹癌風險跟飲酒分量成正比，但就算是很少分量，其風險都高出不飲酒者許多。另外，酒精之所以致癌與喝哪一種酒無直接關係，不論是紅酒、白酒、啤酒或烈酒，都可能會致癌。

酒裡的殺手級成分：乙醇

酒裡的「乙醇」和飲酒後在身體內產生的「乙醛」被世界衛生組織列為第一類致癌物質。喝下肚的酒精（乙醇）經過身體代謝會成為乙醛，再由乙醛脫氫酶2（aldehyde dehydrogenase 2，ALDH2）將乙醛代謝成乙酸，最後排出體外。

只是這種將乙醛代謝成乙酸的能力，會因為 ALDH2 的活性而有差異，代謝能力差的族群因為乙醛沒辦法在短時間代謝成乙酸，不只容易喝醉，也會造成身體或臉部的潮紅。乙醛在身體停留時間越長，就會增加罹患食道癌與胃癌的機率。

◀ 喝酒臉紅族群 vs. 喝酒不臉紅族群 ▶

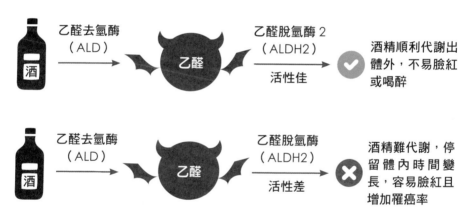

酒 → 乙醛去氫酶（ALD） → 乙醛 → 乙醛脫氫酶 2（ALDH2）活性佳	✓	酒精順利代謝出體外，不易臉紅或喝醉
酒 → 乙醛去氫酶（ALD） → 乙醛 → 乙醛脫氫酶（ALDH2）活性差	✗	酒精難代謝，停留體內時間變長，容易臉紅且增加罹癌率

嚼檳榔 短暫亢奮提神，永久健康代價

根據衛生福利部歷年資料顯示，與嚼食檳榔相關的口腔癌、食道癌標準化死亡率皆逐年上升中。2003 年，國際癌症研究機構（IARC）已證實檳榔子為致癌物質，並被列為第 1 類致癌物。嚼食檳榔同時會提高肝硬化與心血管疾病的風險。

檳榔裡的殺手級成分：檳榔鹼

　　檳榔子是檳榔樹的果實，主要成分包括多酚化合物、檳榔植物鹼、粗纖維、脂肪、醣類等。越來越多研究指出，嚼食檳榔與很多癌症息息相關。約有 9 成口腔癌患者與嚼食檳榔有直接關係，至於嚼食檳榔提升食道癌風險的原因，在於嚼食檳榔時產生的檳榔鹼，會刺激食道黏膜、產生病變。如果嚼食檳榔又把檳榔汁吞入，產生食道癌的風險更高。研究指出，同時有抽菸、喝酒和嚼食檳榔的族群，罹患食道癌的機率則是沒有這 3 項習慣族群的 40 倍左右。

不加紅灰白灰，檳榔一樣會致癌

　　有些人誤解檳榔致癌是紅灰、白灰、荖花、荖葉等添加物所導致，只要「不加紅灰白灰就不會致癌」，這是錯誤的觀念，因為檳榔子本身就是致癌物，就算沒有上述那些配料，還是會致癌。其中，嚼食後可以產生提神作用（興奮性）及禦寒作用的成分來自嚼食檳榔時釋出的檳榔鹼（有許多種類，含量最多的是檳榔素）。當血液中的檳榔鹼濃度上升，進而出現短暫的心跳加速、情緒亢奮等效果，經常被添加在檳榔中的紅灰與白灰，也會讓人產生短時間的興奮性。

1-2

你是在吃東西，還是在吃地雷？

癌從口入的 NG 飲食

很多癌症的發生，跟有沒有管住嘴巴有著密切關係，在美國國家癌症研究院（NCI）的研究報告就明確指出「因為飲食不當引發的癌症至少占整體 35%」，其中包括大腸直腸癌、胃癌等，好好的挑選食物與食材，才能趨吉避凶，不讓癌症侵門踏戶找上門。

食道癌 out！ 避免熱食熱飲與醃漬物

經研究發現，食道癌與熱食熱飲、愛吃醃漬物等習慣關係密切。吃東西只要覺得燙舌頭，就有害食道健康，超過 65° C 的飲品已被世界衛生組織（WHO）定義為可能致癌因子。醃漬與加工肉品中多添加「亞硝酸成分」的致癌物質，就曾有女性病患三餐都是醬瓜醬菜配飯，即使不菸不酒也罹患食道癌。

熱飲灼傷黏膜，食道癌風險增 8 倍

薑母鴨、羊肉爐或各式鍋類總是受歡迎，只是熱呼呼的湯品跟固態食物不同，高溫的液體在沒有經過口腔緩衝，直接進入食道，容易造成食道黏膜的灼傷與紅腫。

食道黏膜細胞有自我修復功能，偶爾不小心損傷的黏膜可以透過身體的自癒力復原，並不會造成食道病變，但一而再再而三反覆地受損，會使復原的速度趕不上受傷害的速度，長時間下來就容易造成細胞病變，甚至產生癌化的現象，導致食道鱗狀上皮細胞癌的發生。世界衛生組織（world health organization，WHO）早在 2016 年就把超過 65° C 的熱飲列入 2A 致癌物，更明確表示熱飲可能會讓食道癌罹患率增加 8 倍。

醃製品產生亞硝酸胺，提高癌變風險

在食物比較難以保存的年代，人們會利用醃漬的方式，來避免食物腐敗。醃製是使用大量鹽分讓食物脫水，以達到長久保存的效果。不過，因為醃製食物具有方便、下飯、入味的特性，即使現代科技發達已足以應付長久保存食物新鮮度的需求，傳統的醃製食品文化仍被保留下來。

醃製肉品（如臘肉、香腸等）為了抑菌與保持鮮紅色澤會添加亞硝酸鹽，這類食物若與含胺類食物（如鯖魚、干貝、蕃茄及香蕉等）一起食用，會產生亞硝胺（Nitrosamine），亞硝胺是一種致癌物質，過度攝取會使食道原有的鱗狀上皮被類似腸道細胞的柱狀上皮所取代，進而形成腸道組織化生（intestinal metaplasia）的現象，也就是所謂的巴瑞特氏食道症。巴瑞特氏食道症是一種癌前病變，有很高的機會演變成食道腺癌。

逆流性食道炎病史，這些最好不要吃

食道癌分為食道鱗狀上皮細胞癌與食道腺癌，國內主要是以食道鱗狀上皮細胞癌為大宗，約占整體食道癌病例的 9 成以上，只有約 1 成左右為食道腺癌。避免逆流性食道炎的發生，就能減少巴瑞特氏食道症（癌前病變）發生機率，降低罹患食道腺癌的風險。

誘發逆流性食道炎的地雷食物包括咖啡、茶飲（濃茶）、油炸食品、辛辣食物、薄荷類食物等，這些都會刺激胃酸分泌，鬆弛胃與食道之間的賁門肌肉。食道黏膜不如胃部黏膜，無法承受胃酸的侵蝕，一旦胃酸向上逆流至食道，就會使食道發炎、灼傷，長期處於酸性環境，就會增加癌變風險。

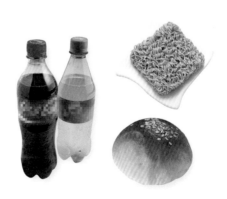

由於碳酸飲料、咖啡、麵包（易脹氣）、泡麵（油炸物）等食物都容易加重逆流程度，故建議要減少食用。

胃癌 out！ 飲食衛生要留意、高鹽食物碰不得

　　超過9成的胃癌屬於胃腺癌，這是從胃黏膜層長出來的癌症。雖然針對產生胃腺癌的危險因子，目前仍尚未完全釐清，但依據許多流行病學的研究與調查指出，其發生率與食物保存、飲食習慣有密切的相關性，其中飲食的種類與相關生活型態更是不容忽視的重要角色。

高鹽食物提高細胞病變風險

　　高鹽食物一方面會傷害胃黏膜，使胃黏膜處於不斷修復的過程，而使致癌物有機可乘，有更高的機率產生細胞突變。另一方面高鹽分食物會引起胃黏膜萎縮，當胃黏膜層減少分泌胃酸的細胞，就會讓胃液酸度減弱，殺菌力自然大打折扣，一些在胃裡的厭氧細菌就會伺機生長，胃黏膜就容易形成腸上皮化生，原本應該分泌中性保護黏膜的胃黏膜層細胞，轉變成具有吸收功能、類似小腸的細胞，導致增加胃腺癌發生機率。

不乾不淨，小心吃進幽門桿菌

　　幽門螺旋桿菌最主要的傳染途徑是「經口傳染」。由於幽門螺旋桿菌可能存在糞便、食物或口水中，一旦吃到被汙染的食物或水，就可能感染。所以不僅食材要挑選新鮮的，避免飲用生水或食用生食，共食養成使用公筷母匙的習慣外，環境清潔與個人衛生都很重要，用餐前或如廁後務必徹底清洗雙手。雖然感染幽門螺旋桿菌的人僅有約1%會得到胃癌，仍建議要謹慎以待，根據醫囑追蹤與治療。

大腸癌 out！ 高油低纖最危險，紅肉適量就安全

近年來，大腸癌的發生率與死亡率始終居高不下。隨著「早期發現，早期治療」的觀念日漸普及，多數人更願意進行篩檢，但「如何防止大腸癌找上門」才是最根本的問題。根據臨床研究指出，飲食容易造成大腸癌發生的危險因子，其中包括攝取過多的高脂低纖的食物。

高油脂消化過程，會產生致癌物質

高油脂食物攝取過量，不僅會延長消化時間，還會造成消化系統的負擔，更容易有肥胖困擾，也可能導致高血壓、腦中風、心血管疾病等，最嚴重的則是誘發大腸癌的發生。在攝取高油脂食物時，會促使肝臟分泌膽酸去消化攝入體內的過多脂肪，然而腸道裡的細菌，會將膽酸代謝成對腸道有害的致癌前趨物質，進而刺激和促發大腸腫瘤的生長。

低纖食物阻礙排空，有害物質塞滿腸道

纖維素就是膳食纖維。高纖食物定義是植物本身的細胞壁、細胞間質的一些無法被人體消化或吸收利用的多醣類及木質素，以達到吸收腸道水分，幫助腸胃蠕動，促進排便，改善便祕的情況。一旦纖維素攝取不足，糞便體積無法增加，腸道蠕動及糞便排空的功能就會減弱，延長食物殘渣停留的時間，有害物質與腸黏膜接觸的機會就會增加，這會增加大腸黏膜細胞病變的風險。

紅肉不是不能吃，而是不能吃過量

紅肉脂肪含量高，過量食用除了會造成油脂攝取過量外，富含的蛋白質與胺基酸經高溫烹煮後易形成致癌物質異環胺（heterocyclic amines， HCAs）、多環芳香烴（Polycyclic Aromatic Hydrocarbons，PAHs）。食用大量紅肉（如牛肉、豬肉、羊肉）確實會產生比白肉（如魚肉、雞肉、鵝肉）更高的大腸癌風險，但要多到一定程度，甚至是每天都大量食用才會到達危害等級。

但不是叫大家完全不能吃紅肉，畢竟紅肉富有鐵、鋅、維生素 B 群，都是身體所需的營養素，只要在料理方式與食用分量、頻率上多留意，搭配白肉和其他新鮮食材，避免使用炭烤、油炸等方式，就能減少因高溫產生的致癌物質。

請你跟我這樣吃，吃進你的防癌力

現代人生活忙碌，外食人口越來越多，要 3 餐老是在外的人回歸自己開伙、自己煮，應該是天方夜譚，很多人都做不到，但在外食中盡可能均衡、挑選相對健康的食物與烹調，就不是「可以或不可以」的問題了，而是「要或不要」的選擇了。除了外食不能隨便，還可以從些小地方下手，把防癌力吃下肚。

每天適量堅果，延年益壽又防癌

堅果是一種營養豐富的油脂類食物，富含不飽和脂肪酸、纖維、維生素、礦物質和許多生物活性物質，如酚類抗氧化劑等。《新英格蘭醫學雜誌》曾在 2013 年發表長達 30 年的追蹤數據，提出若以 28 克的堅果類為 1 份，一周食用 7 次的人與一周食用 7 次以下的頻率相比，死亡率明顯下降許多，且指出堅果可降低癌症、心臟病與呼吸系統疾病的發生機率。不過，吃堅果必須選擇少加工少調味的產品，原始型態攝入才能在獲得各種營養素與活性物質時，不造成身體額外負擔。

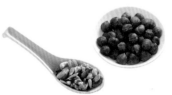

研究證實出堅果可降低癌症、心臟病與呼吸系統疾病的發生率，但要避免攝取過量與過度調味。

喝茶防癌，綠茶真的這麼神嗎？

綠茶是在東亞國家是常見的飲品。由於富含茶多酚（Polyphenols）和抗氧化物質，綠茶向來被視為保健聖品，其中最著名也被拿來廣泛研究的屬兒茶素（Catechin）莫屬了。確實有一些病例對照研究結果指出，綠茶攝取可能可以降低胃癌發生的機率，然而部分前瞻性觀念亦提出，綠茶的攝取與胃癌發生率並無直接關聯性。綠茶是否能有效防範胃癌的發生並沒有明確結論，但無論如何茶類飲品都不宜攝取過量。

高纖助排便，把壞東西都帶走

纖維質攝取不足與便祕、大腸癌有相當關係。蔬菜、水果是纖維質最佳且最容易的來源，根據國民健康署建議，成人每天要攝取 3 份蔬菜、2 份水果。纖維質的作用在於能吸收腸道的水分，促進腸道的蠕動能力，增加糞便的體積，並能改善便祕的情況。高纖食物不僅有蔬果，五穀根莖類和豆類也是不錯的來源，如燕麥、糙米、番薯、馬鈴薯、大麥、花豆、紅豆、毛豆等。

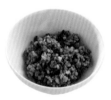
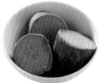
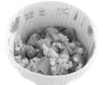

選擇五穀飯、糙米飯、地瓜等澱粉類當主食，有助提升膳食纖維的攝取。

鈣質攝取要足夠，避免膽酸被吸收

　　為了消化過多的脂肪，肝臟會分泌膽酸，只是腸道裡的細菌會將膽酸代謝成對腸道有害的致癌物質。足夠的鈣質則可與腸道中的膽酸及脂肪酸結合，讓這些物質不易被身體吸收，進而降低變成致癌物質的機會，所以飲食中攝取足量鈣質很重要，成年人每天要攝取 1000 毫克。食材中鈣質含量高的食物，包括芝麻、黑豆、紫菜、木耳、乳製品、蝦米、深綠色蔬菜等。除了透過食物攝取，鈣質的吸收也要靠維生素 D 幫忙。維生素 D 的取得主要靠適度日照和運動，以促進皮膚合成。

◀ 攝取鈣質的食物選擇 ▶

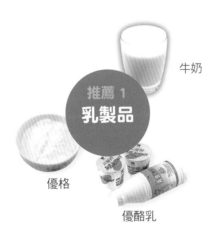

牛奶

推薦 1
乳製品

優格

優酪乳

牛奶、優格、優酪乳等
都是極佳鈣質來源

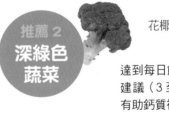

推薦 2
**深綠色
蔬菜**

花椰菜

達到每日飲食指南
建議（3 至 5 碟）
有助鈣質補充

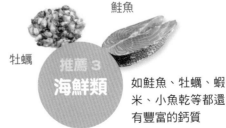

鮭魚

牡蠣

推薦 3
海鮮類

如鮭魚、牡蠣、蝦
米、小魚乾等都還
有豐富的鈣質

本篇章作者

›››黃洸偉

現服務於北投健康管理醫院內視鏡中心，長期
專注在消化道疾病診斷與癌症預防，也致力於
大腸鏡檢查的品質提升，同時也擅長於資料庫
分析統計與實證醫學的研究與寫作發表。

現職

■ 北投健康管理醫院內視鏡中心主任

專長

胃食道逆流、消化性潰瘍、大腸癌
預防、換水法大腸鏡、內視鏡消化
道息肉切除、肝膽疾病

2 進行**有效篩檢**
抓出隱藏版**壞東西**

消化道癌症在疾病早期及時治療是很可能可以根治的，但這就牽涉到如何「有效篩檢」與「早期診斷」。從流行病學研究中，就可以找出許多與癌症發生有關的「蛛絲馬跡」，而這些「蛛絲馬跡」在醫學上常稱做「風險因子」或「危險因子」，平時注意這些跡象，看看自身是否為高危險群，安排確實有效的篩檢（screening）或定期檢查（surveillance），才是癌症預防的王道。

口腔癌病史優先、胃食道逆流小心
食道癌的危險因子

頭頸癌患者高達 15% 合併有食道癌，所以通常建議一併做食道癌篩檢及定期檢查。除此之外，食道曾經受嚴重腐蝕傷害、食道弛緩不能症（Achalasia）或有長期胃食道逆流、有巴瑞特食道病變等族群都應該特別留意。

這些族群要小心食道癌

食道是沒有感覺受器的器官，因此食道癌早期幾乎沒有特殊症狀。而這個無聲殺手的致病因子和飲食習慣的關係也相當密切。菸、酒、檳榔都愛的族群就容易罹患食道鱗狀上皮細胞癌，其他像是喜歡熱食熱飲與醃漬食物，或是食道曾受腐蝕傷害也要小心。而長期的胃食道逆流甚至巴瑞特氏食道症則是要小心食道腺癌。

罹癌 A、B、C 愛好者

食道鱗狀上皮細胞癌的最主要原因，是幾乎所有癌症都「喜歡」的 A（Alcohol，酒精）、B（Betel nut，檳榔）、C（Cigarette，香菸）等 3 大危險因子。根據臺灣國內的研究數據，長時間且多量飲酒的

人得到食道癌的風險最高，大約高出 13.9 倍的風險。若有其中 2 種習慣，則會再增加 8.8 至 19.7 倍的風險。若 3 種都有的話，那未來得到鱗狀上皮細胞食道癌就比一般沒有菸酒檳榔習慣的人高出 41.2 倍。

值得一提的是，這 3 大危險因子也是引起國人頭頸癌（包含口腔癌、口咽癌、下咽癌與喉癌）的主要原因，其中頭頸癌患者高達 15% 合併有食道癌，所以若是有頭頸癌，也應該要做食道癌的篩檢及定期檢查。

食道曾受嚴重腐蝕者

經常喝太燙、吃太燙的食物，真的會容易得食道癌嗎？根據發表於國際期刊的統合分析文章，經常食用太燙的飲料或食物，罹患鱗狀細胞食道癌的風險會高出 1.82 倍，與抽菸、喝酒、吃檳榔等風險更高的習慣比起來，根本小巫見大巫。那到底溫度多高才叫「燙」，才有「危險性」呢？

根據國際癌症研究署（IARC）於 2016 年的研究報告指出，經常飲用 65° C 以上的熱飲，確實有致癌風險，此次評估同時將超過 65° C 的熱飲，正式列入 2A 類致癌物名單。其他的危險因子包括硝酸鹽和亞硝酸鹽等食物、食道曾受腐蝕傷害、食道弛緩不能症（Achalasia）。

長期胃食道逆流又不當一回事者

食道腺癌常發生在食道下端的三分之一處，主要的危險因子包含肥胖、巴瑞特氏食道（Barrett's esophagus）。雖然巴瑞特氏食道與胃食道逆流有關係，不過大家也不必過度恐慌，根據統計發現胃食道逆流的病人中只有 5 至 10 ％ 會產生巴瑞特氏食道，在沒有細胞分化不良（non-dysplastic）的情形下，巴瑞特氏食道演變為食道腺癌的風險並不高，大約每年 0.5%。亞洲地區巴瑞特氏食道與食道腺癌的盛行率相對來說還是比歐美國家少。

食道癌篩檢時機懶人包

針對食道鱗狀上皮細胞癌的篩檢對象與時機，國際上並沒有很明確的規範與建議。僅有在中國某些食道鱗狀上皮細胞癌盛行率高的地區做過研究，發現於 40 歲以後開始接受篩檢（一生篩檢 3 次），有較高的成本效益。臺灣目前也沒有針對食道鱗狀上皮細胞癌有篩檢計劃。不過，最需要接受定期檢查的族群，仍是以長期使用菸、酒、檳榔或有口腔癌病史的族群為主。

至於食道腺癌篩檢的對象，則是以巴瑞特氏食道、肥胖的族群為主。根據亞太地區醫學會共識，巴瑞特氏食道切片下沒有細胞分化不良，可以 3 至 5 年定期檢查（surveillance）。低度細胞分化不良（low-grade dysplasia）則建議 6 個月內再次追蹤內視鏡或考慮內視鏡切除或熱射頻治療。有高度細胞分化不良（high-grade dysplasia）則強烈建議以內視鏡切除或熱射頻治療。

2-2

不要以為忌口就沒有風險喔！

胃癌的危險因子

　　胃癌在臺灣的發生率跟死亡率都相對高，近幾年都位居男女性十大癌症死因前幾名，只是早期胃癌症狀並不明顯，又該如何在第一時間察覺警訊、增加胃癌早期發現的機會呢？胃癌風險有一部分是來自胃部的環境因素，包括飲食、抽菸、幽門螺旋桿菌感染。抽菸會增加 1.5 至 2.0 倍的風險，喝酒的影響則不像食道癌那樣的顯著。

這些族群要小心胃癌

　　胃是食物消化的主要器官，不良飲食習慣是導致胃癌發生的誘發因子。太鹹、太辣、太酸等重口味食物可能對胃部造成刺激、破壞胃黏膜，當然，烹調與製作的方式也要留意，才能遠離胃癌發生的危險因子。但胃癌不僅與「吃」關係很密切，還包括其他的高風險因素。

胃癌家族史或曾有胃切除手術

　　胃癌的發生與病人相關因素，包含年紀 50 歲以上（特別是男性）、有胃癌家族史、本身有經歷過胃部分切除手術。其中，若直

系親屬有得到胃癌，此族群日後得到胃癌的機會比沒有胃癌病史的高，不同國家研究的風險數據不盡相同，從 1.5 到 10.1 倍的說法都有，臺灣本土研究顯示胃癌家族病史大約增加 2.5 倍罹患胃癌的機會。此外，接受過胃部分切除手術，日後在吻合處有較高機會產生胃癌，即所謂的「殘胃癌（gastric stump cancer）」。

環境因素

慢性幽門螺旋桿菌感染是一個非常重要的因素，幽門桿菌長期的刺激會產生萎縮性胃炎（Atrophic gastritis）、腸上皮化生（指正常的胃黏膜被腸黏膜取代，intestinal metaplasia）等變化，進而發展成細胞病變（dysplasia），甚至胃癌。

感染幽門螺旋桿菌日後約有 1 至 2% 機率會得到胃癌，就醫學數據而言，幽門桿菌的殺菌治療，可以有效降低日後胃癌的風險。與胃癌可能有相關的飲食型態為高鹽食物及一些經過防腐處裡過的食物，例如醃漬類、乾晒類、煙燻類等肉或魚。

腺瘤型瘜肉

隨著現代人的健康意識抬頭，不少民眾都做過胃鏡檢查，進而發現有胃瘜肉。胃瘜肉有很多類型，其中最常見的是胃底腺瘜肉（fundic gland polyp），這類瘜肉癌化的風險相對偏低（約 1%）。次之則是增生性瘜肉（hyperplastic polyp），胃的增生性瘜肉通常跟

幽門桿菌感染有關，而且當瘜肉超過 1 公分，就會提高潛在的癌化風險。最少見也是癌化風險最高的是腺瘤型瘜肉（adenoma），所以當切片結果確定為腺瘤型瘜肉，都建議要完整切除。

胃癌篩檢時機懶人包

至於，誰需要做內視鏡篩檢呢？這個問題依舊沒有確切的答案。亞洲地區胃癌發生率較高的兩個國家 韓國與日本，建議 40 歲以上就要開始進行胃癌篩檢，臺灣目前並沒有像韓國與日本有相關的全民篩檢計畫，僅有馬祖地區由於胃癌盛行率高，所以曾經針對 30 歲以上成年人施行大規模篩檢與幽門螺旋桿菌的根除治療。

根據統計資料，在 2004 年開始幽門螺旋桿菌根除治療之後，萎縮性胃炎和消化性潰瘍都有顯著下降，胃癌年發生率也有逐漸下降的趨勢。若有上述風險因子（胃癌家族史、抽菸、幽門螺旋桿菌感染、胃切除病史等），最好能在 50 歲前做一次胃鏡檢查，甚至可以參考鄰近的韓國與日本，於 40 歲以後開始進入胃癌的篩檢。

先天因素無法選擇，後天因素可以努力

大腸直腸癌的危險因子

自 2006 年起，大腸直腸癌已經超過 10 年占據全國癌症發生人數排行榜的第 1 位，每年有超過 1 萬人被診斷為大腸直腸癌，可見大腸直腸癌對國人健康的影響很大，也讓很多民眾心生恐懼，擔心「下一個會不會就是我自己？」其實，大腸直腸癌早期發現早期治療有很高的治癒率。根據統計，早期大腸癌的治癒率和 5 年存活率高達 85% 以上。

這些族群要小心大腸直腸癌

大腸直腸癌的危險因子大致可分為先天型及後天型。先天的危險因子早已注定，例如老化、性別或遺傳性疾病，但這些影響導致大腸直腸癌發生的比例並不高，超過 8 成的大腸直腸癌仍是可以透過後天去預防的。

先天性的危險因素

幾乎無法改變，大致可歸納為老化、性別、基因。大腸直腸癌病人約 90% 左右是 50 歲以上，其中男性多於女性，這也是為什麼

大多數國家都建議 50 歲以上民眾應該要定期接受篩檢。此外，一等親內有大腸直腸癌家族史，未來得到大腸直腸癌風險會增加 2 至 3 倍，家族性大腸腺癌型瘜肉症（Familial adenomatous polyposis，FAP）或遺傳性非瘜肉型大腸癌（Hereditary nonpolyposis colorectal cancer，HNPCC）等疾病也是高危險群。

後天型的影響因素

值得注意的是，過去研究顯示大腸直腸癌患者僅有 10 至 15% 起因於基因遺傳性或有家族病史，另外 85 至 90% 的偶發性大腸直腸癌（Sporadic colorectal cancer）多與年齡、生活環境、飲食習慣相關。後天危險因素相當多，包含前面提過抽菸、喝酒。研究上，發現罹患大腸直腸癌的風險與菸酒劑量相關（dose-dependent），也就是接觸越多、時間越久，日後得到大腸直腸癌的機會就越高。另外，喜歡吃加工類肉品或紅肉也與大腸直腸癌有關。

體質與慢性發炎性疾病

至於個人體質或疾病上，糖尿病會增加大約 38% 罹患大腸癌的風險。在歐美國家較常見，但亞洲國家較少見的發炎性腸道疾病，如克隆氏症（Crohn's disease）及潰瘍性結腸炎（Ulcerative colitis）等，未來發生大腸直腸癌的機會亦會上升。發炎性腸道疾病是指腸道有不正常的發炎現象，一般可能會有慢性腹痛、腹瀉、血便，甚至是體重減輕等症狀。若大腸黏膜常處於發炎的環境，很容易發生基因突變，產生大腸癌的風險相對增加。

腺瘤型瘜肉

　　現代人越來越重視健康，不少民眾有做大腸鏡檢查，意外發現大腸瘜肉的經驗。但並非所有的大腸瘜肉都會癌變，目前認為大腸癌還是由「腺瘤型瘜肉」逐漸演變過來，其中具有高風險的是「進行性腺瘤（advanced adenoma）」，指的是 1 公分以上、病理化驗後有絨毛成分（villous component）、高度細胞異型變化（high-grade dysplasia）的腺瘤，具有較高的癌變風險。若本身有腺瘤型瘜肉，特別是進行性腺瘤，未來罹患大腸直腸癌的風險也增高，即使發現當下有將瘜肉切除或並未發現癌變細胞，日後仍需要接受定期檢查（surveillance）。

大腸直腸癌篩檢時機懶人包

　　大腸癌篩檢是國內 4 大癌症篩檢中相當重要的一項，目前以糞便潛血或全大腸鏡檢查為主要的篩檢工具。有鑑於大腸直腸癌發生的年齡層，篩檢補助政策也依據歐美國家經驗從 50 歲才開始，但有些情況會建議把篩檢時間提早。當一等親屬（父母、兄弟姐妹或子女）有大腸癌或進行性腺瘤（Advanced adenoma）最好 40 歲前要做大腸鏡篩檢，或依據一等親屬發病年齡減掉 10 歲的時間點開始篩檢（例如姐姐於 48 歲發病，那建議 38 歲就要開始進入篩檢）。篩檢最重要的目的是找到癌前病變（腺瘤型瘜肉），直接斬草除根。

腸胃知識＋

規律運動可以防癌

美國運動醫學學會（ACSM）於 2018 年的研究指出，目前已有強力證據證實透過規律運動可有效預防食道癌（降低 21％風險）、胃癌（降低 17％風險）與大腸癌（降低 24％風險），其建議每周進行 150 至 300 分鐘中等強度運動，或每周進行 75 至 150 分鐘高強度運動。運動強度（Exercise. Intensity）通常會依據運動過程身體感受的吃力程度來換算當下心跳數做判別，每個人的感受都不同，可以搭配參考衛生福利部國民健康署的定義。

費中輕坐		
力身體運動 High-intensity Exercis	持續從事 10 分鐘以上時，無法邊活動，邊跟人輕鬆說話。這類活動會讓身體感覺很累，呼吸和心跳比平常快很多，也會流很多汗。	
度身體運動 Moderate-intensity Exercise	持續從事 10 分鐘以上還能順暢地對話，但無法唱歌。這類活動會讓人覺得有點累，呼吸及心跳比平常快一些，也會流一些汗。	
度身體運動 Low-intensity Exercise	不太費力的輕度身體活動，不能列入每週 150 分鐘身體活動累積量。	
式生活型態 Sedentary	僅止於靜態生活的內容，不能列入每週 150 分鐘身體活動累積量。	

【全彩圖解】超前攔截。癌症止步

終結消化道早期癌

食道／胃／腸／黏膜下腫瘤

總 策 畫｜簡錫淵
作　　者｜王威迪、李宗穎、林宛姿、卓庭毅、胡炳任、許斯淵、黃世斌、
　　　　　黃唯誠、黃洸偉、葉人豪、葉秉威、鄭以勤
特別顧問｜連吉時
選　　書｜蔡意琪
企畫編輯｜蔡意琪

· ·

行銷經理｜王維君
業務經理｜羅越華
總 編 輯｜林小鈴
發 行 人｜何飛鵬
出　　版｜原水文化
　　　　　臺北市中山區民生東路二段141號8樓
　　　　　電話：02-2500-7008　　傳真：02-2502-7676
　　　　　E-MAIL：bwp.service@cite.come.tw
發　　行｜英屬蓋曼群島商家庭傳媒股份有限公司城邦分公司
　　　　　臺北市中山區民生東路二段141號11樓
　　　　　書蟲客服務專線：02-2500-7718；02-2500-7719
　　　　　24小時傳真專線：02-2500-1990；02-2500-1991
　　　　　服務時間：週一至週五上午09:30～12:00；下午13:30～17:00
　　　　　讀者服務信箱：service@readingclub.com.tw
劃撥帳號｜19863813　戶名：書蟲股份有限公司
香港發行｜城邦（香港）出版集團有限公司
　　　　　香港灣仔駱克道193號東超商業中心1樓
　　　　　電話：852-2508-6231　　傳真：852-2578-9337
　　　　　電郵：hkcite@biznetvigator.com
馬新發行｜城邦（馬新）出版集團 Cite(M) Sdn. Bhd.
　　　　　41, Jalan Radin Anum, Bandar Baru Sri Petaling,
　　　　　57000 Kuala Lumpur, Malaysia.
　　　　　電話：603-9057-8822　　傳真：603-9057-6622

· ·

封面設計｜劉麗雪
內頁設計·排版｜吳欣樺
內頁插圖｜盧宏烈（老外）
製版印刷｜卡樂彩色製版印刷有限公司

初版｜2021年07月20日
定價｜520元
ISBN｜978-986-06439-4-7

城邦讀書花園
www.cite.com.tw
Printed in Taiwan

國家圖書館出版品預行編目資料

【全彩圖解】超前攔截.癌症止步：終結消化道早期癌
（食道／胃／腸／黏膜下腫瘤）／簡錫淵總策畫. 王威迪,
李宗穎, 林宛姿, 卓庭毅, 胡炳任, 許斯淵, 黃世斌, 黃
唯誠, 黃洸偉, 葉人豪, 葉秉威, 鄭以勤著. -- 初版. --臺
北市：原水文化出版：英屬蓋曼群島商家庭傳媒股份
有限公司城邦分公司發行, 2021.07
　　　面；　公分

　　　ISBN 978-986-06439-4-7　（平裝）

　　1.消化系統癌症　2.診斷學　3.內視鏡檢查

415.5　　　　　　　　　　　　　　　　　110006499